Pflege
MANAGEMENT

Herbert Müller

Arbeitszeit- und Dienstplangestaltung in der Pflege

Grundlagen – Modell – Methodik

2. Auflage

schlütersche

Herbert Müller ist Diplom-Sozialpädagoge, Qualitätsbeauftragter, TQM-Auditor, Dozent in der Aus-, Fort- und Weiterbildung und Geschäftsführer der Tagespflege am Weidenbusch GmbH in Schwerte.

»Herr, gebe mir Gelassenheit Dinge anzunehmen, die ich nicht ändern kann. Gebe mir Mut die Dinge zu verändern, die ich ändern kann und die Weisheit das eine vom anderen zu unterscheiden.«

Bibliografische Information der Deutschen Nationalbibliothek
Die Deutsche Nationalbibliothek verzeichnet diese Publikation in der Deutschen Nationalbibliografie; detaillierte bibliografische Daten sind im Internet über http://dnb.de abrufbar.

ISBN 978-3-8426-0859-7 (Print)
ISBN 978-3-8426-9104-9 (PDF)
ISBN 978-3-8426-9105-6 (EPUB)

2. Auflage

Aus Gründen der besseren Lesbarkeit wurde in diesem Buch die männliche Form gewählt, nichtsdestoweniger beziehen sich Personenbezeichnungen gleichermaßen auf Angehörige des männlichen und weiblichen Geschlechts sowie auf Menschen, die sich keinem Geschlecht zugehörig fühlen.

Lektorat: Claudia Flöer, Text & Konzept Flöer
Covermotiv: Irina Strelnikova – stock.adobe.com
Covergestaltung und Reihenlayout: Lichten, Hamburg
Satz: Sandra Knauer Satz · Layout · Service, Garbsen
Druck und Bindung: Beltz Grafische Betriebe GmbH, Bad Langensalza

Inhalt

Vorwort

Die Pflege von Menschen findet 24 Stunden täglich, 7 Tage in der Woche, 365/366 Tage im Jahr statt – auch an Wochenenden. Feiertage und Betriebsferien gibt es nicht. In meiner langjährigen Praxis habe ich häufig von den Pflegenden die Rückmeldung erhalten, dass die Arbeitsbedingungen in den Pflegeeinrichtungen sehr belastend und wenig familienfreundlich sind, ganz zu schweigen von der Vergütung für diesen »Knochenjob«! Darüber hinaus konnte ich u. a. immer wieder feststellen, dass

- Pflegende
  - nur über minimale Kenntnisse zu den Themen rechtliche Rahmenbedingungen für Arbeitszeit, Urlaub, Arbeitsschutz und ihre diesbezüglichen Rechte und Pflichten verfügen oder sehr unsicher sind.
- Träger oder Leitungsebenen
  - bewusst oder unbewusst häufig rechtliche Vorgaben missachten,
  - die soziale Einstellung der Mitarbeitenden ausnutzen,
  - die betriebswirtschaftlichen Notwendigkeiten und Zwänge und ihre Auswirkungen auf Arbeitszeitmodell und Dienstplan nicht erkennen und sich gegenüber Kostenträgern nicht mit dem notwendigen Nachdruck für verbesserte Rahmenbedingungen einsetzen,
  - wenig Ideen und Bereitschaft entwickeln, Rahmenbedingungen und Arbeitszeitmodelle zu verändern, weiterzuentwickeln und an aktuelle Entwicklungen anzupassen.

In den Pflegeeinrichtungen muss es auf allen Ebenen Mitarbeitende geben, die Veränderungen einfordern und umsetzen möchten. Wenn das nicht passiert, wird sich auch nichts Entscheidendes verändern.

Dieses Buch soll sensibilisieren und allen Ebenen in den Pflegeeinrichtungen (Mitarbeiter- und Leitungsebene) Informationen, Anregungen und Ideen vermitteln, die zur Selbsthilfe befähigen, damit sich die Arbeitsbedingungen in der Pflege nachhaltig verbessern. Schließlich wollen wir Mitarbeitende finden und binden und Rahmenbedingungen schaffen, dass die Arbeit in der Pflege Freude macht und gut vereinbar ist mit Familie, Freizeit usw.

Schwerte, im Juni 2021 Herbert Müller

Einleitung

Ein großes Problem in den Pflegeeinrichtungen ist die Gewinnung von genügend und ausreichend qualifizierten Mitarbeitenden. Mitarbeitende »verkaufen« dem Arbeitgeber nur einen Teil ihrer Lebenszeit und haben aber oft den Eindruck, dass es ein Missverhältnis zwischen dem Zeitaufwand für Beruf/Arbeit und der Zeit für Familie, Freizeit usw. gibt.

Für Mitarbeitende kommt es immer mehr auch auf die Rahmenbedingungen für die Arbeit an, die passen müssen. Dazu gehören insbesondere das Arbeitszeitmodell und der Dienstplan. Zentrale Belastungsfaktoren für die Mitarbeitenden sind der permanente Zeitdruck im Arbeits- und Privatleben, physische und psychische Belastungen, schlechte Mitarbeiterführung und mangelnde Wertschätzung, sowie oft fehlende Weiterentwicklungsmöglichkeiten.

Eine Online-Umfrage zum Thema »Arbeitszeit und Dienstplanung« im Dezember 2018 durch den Deutschen Berufsverband für Pflegeberufe (DBfK) fragte danach (▸ Kap. 3.1), welche Erwartungen und Wünsche beruflich Pflegende an Dienstplanung haben und welche Kriterien aus ihrer ganz persönlichen Sicht einen guten und nachhaltigen Dienstplan ausmachen. Schließlich wirkt sich dieses Thema für beruflich Pflegende im Schichtsystem Tag für Tag auf das Privatleben aus. Das Arbeitszeitmodell und die Schichtformen haben großen und unmittelbaren Einfluss auf die Vereinbarkeit von Beruf und Familie und die Frage, ob ein normales, planbares Privatleben jenseits des Arbeitsplatzes gut gelingt. Das Umfrageergebnis zeigte, dass das 3-Schicht-Modell am weitesten verbreitet ist. Dort machen sich kurzfristige Dienstplanänderungen, Mehrarbeit und ad-hoc-Überstunden besonders negativ bemerkbar. Das Arbeiten im 3-Schicht-Modell erfordert in besonderem Maße eine verlässliche und längerfristige Planung, was die Mitarbeitenden auch erwarten.[1]

Fazit **Nie waren die Jobchancen so gut wie heute**

Wer sich bei seinem Träger/Arbeitgeber unwohl fühlt, kann kündigen und bei einem anderen Träger anheuern. Nie waren die Chancen hierfür besser, denn zurzeit haben wir im Sinne von zu besetzenden freien Stellen einen arbeitnehmerfreundlichen Markt in der Pflege. Vielleicht versuchen sie zuvor mit den Kollegen und der Leitungsebene, konkrete Veränderungsmöglichkeiten zu diskutieren und wenn möglich umzusetzen. Ein hohes Maß an Personalfluktuation kann nicht im Interesse des Trägers und erst recht nicht im Interesse der zu betreuenden hilfe- und pflegebedürftigen Menschen liegen.

[1] Vgl. Müller H (2020): Arbeitsorganisation in der Altenpflege. Schlütersche, Hannover

1 Allgemeine Rahmenbedingungen für Mitarbeitende in der Pflege

1.1 Arbeitsbelastung, Arbeitssicherheit und Arbeitsschutz

1.1.1 Arbeitsbelastung

Die Probleme sind vielschichtig. Besonders häufig wird speziell im pflegerischen Bereich die Personalausstattung für die Leistungserbringung als zu gering empfunden. Woran liegt das? Häufig passt der Pflegeaufwand nicht zu dem von der Pflegekasse eingestuften Pflegegrad. Darüber hinaus nehmen die zu erbringenden Leistungen, die Multimorbidität, das Alter der zu betreuenden Personen bei der Aufnahme zu und gleichzeitig verkürzt sich die Verweildauer in der Einrichtung. Damit erhöhen sich der administrative Aufwand und die Anforderungen an das Organisationstalent und das Zeitmanagement der Mitarbeitenden. Neben der pflegefachlichen Kompetenz wird im Pflegeberuf auch eine organisatorische Kompetenz benötigt.

Eine andere Problemstellung ergibt sich aus der grundsätzlichen Struktur der Organisationsebenen. Einerseits hat jeder Pflegebereich einen Dienstplan, welcher die zur Verfügung stehenden personellen Ressourcen und fachlichen Qualifikationen für die jeweiligen Tage des Monats definiert. Andererseits gibt es eine Pflegeprozessplanung mit Leistungsinhalten für jeden einzelnen Bewohner. In der ambulanten Pflege regelt der Tourenplan, wer macht was, wann, bei wem und wie lange. Und wie sieht der Arbeitsablauf eines Teams in Bezug auf den gesamten Bereich in stationären Pflegeeinrichtungen aus? Häufig gibt es nur pauschale Zuordnungen der Arbeit zu Mitarbeitenden und keine Planung bezüglich der notwendigen und zur Verfügung stehen Zeit für die Leistungserbringung durch die Mitarbeitenden. Das führt häufig zu einer hohen Arbeitsbelastung für die Mitarbeitenden und auch die Bewohner können sich nicht sicher sein, immer die vereinbarten notwendigen Leistungen in der entsprechenden Qualität zu erhalten. Hier könnte beispielsweise eine stationäre Tourenplanung als ordnendes Element dafür sorgen, dass die Arbeit innerhalb eines Teams fair und entsprechend der Fachkompetenz verteilt wird.

1.1.2 Arbeitssicherheit und Arbeitsschutz

Das Ziel des Arbeitsschutzes ist es, die Sicherheit und Gesundheit aller Mitarbeitenden zu schützen. Für die Umsetzung in der Praxis hat der Gesetzgeber ein komplexes System von Gesetzen und Vorschriften geschaffen. Es ist jedoch nicht immer einfach, diese Regelungen im Sinne des Gesetzgebers zu beachten. »Wo kein Kläger, da kein Richter«, sagt eine alte Lebensweisheit uns so handeln die Beteiligten und Betroffenen dann auch oft in der Realität! Das Arbeitsschutzgesetz formuliert u. a. allgemeine Grundsätze, die von den Arbeitgebern befolgt werden müssen. So muss der Arbeitgeber z. B.…

- die erforderlichen Maßnahmen des Arbeitsschutzes sicherstellen. Der Arbeitsschutz muss entsprechend der Vorschriften umgesetzt werden. Das bedeutet: Der Arbeitgeber muss Leitlinien für die betriebliche Sicherheit vorgeben und überwachen, dass diese Vorgaben und Anweisungen eingehalten werden.
- eine stetige Verbesserung der Sicherheit und des Gesundheitsschutzes der Mitarbeitenden anstreben.

Auch Mitarbeitende haben Pflichten. So müssen Mitarbeitende z. B.…

- ihren Arbeitgeber oder Vorgesetzten informieren, sobald sie Gefahren, Mängel oder Defekte feststellen. Bei Unklarheiten sind sie verpflichtet, nachzufragen.
- die in ihrem Betrieb für Sicherheit und Gesundheit zuständigen Personen unterstützen, z. B. die Sicherheitsbeauftragte(n), die Fachkraft für Arbeitssicherheit oder den Betriebsarzt.

Das Arbeitsschutzgesetz sieht aber auch Rechte für Mitarbeitende vor:

- Sie sind berechtigt, dem Arbeitgeber Vorschläge zu allen Fragen des Arbeits- und Gesundheitsschutzes zu machen.
- Sofern Gefahren oder Mängel in ihrer Einrichtung trotz Meldung nicht behoben werden und die Sicherheit und der Gesundheitsschutz bei der Arbeit nicht gewährleistet sind, können sie dies der zuständigen Behörde mitteilen.
- Sie haben das Recht auf kostenlose arbeitsmedizinische Vorsorge.

Mitarbeitende haben einen gesetzlichen Unfallversicherungsschutz auf dem Hin- und Rückweg zur Arbeit, während der Arbeit (incl. Überstunden) und auf den Wegen in der Arbeitspause (z. B. in den Pausenraum). Der Versicherungsschutz besteht allerdings nicht beim Essen selbst, beim Spazierengehen oder anderen privaten Tätigkeiten während der Arbeitszeit, z. B.: Unfälle, die beim Rauchen oder auf dem Weg zum Rauchen passieren, sind nicht versichert. Die Tätigkeit, bei der der Unfall passiert, muss dem Unternehmen dienen.

Info
Stress ist häufig der Grund dafür, dass Schutzmaßnahmen vernachlässigt werden, z. B. regelmäßige Pausen. Das Weglassen von Pausen zählt zu den sogenannten »unsicheren Handlungen« die häufig Ursache für Arbeitsunfälle sind.

1.1.3 Wie kann eine menschengerechte Gestaltung der Arbeit organisiert werden?[2]

Der typische Ablauf zur Gestaltung von Arbeitsbedingungen ist ein methodischer Kreisprozess und ähnelt dem Risikomanagementprozess und dem PDCA-Zyklus:

1. **Ermitteln**
   Die Ermittlung, d. h. Analyse der Arbeitsbedingungen, ist der erste Schritt. Es geht darum, psychische Belastung zu identifizieren.
2. **Beurteilen**
   Die Beurteilung ist ein Vergleich des ermittelten IST-Zustandes mit dem durch die Gestaltungsempfehlungen skizzierten SOLL-Zustand. Das Beurteilen entspricht einer Einschätzung, ob Handlungsbedarf zur Veränderung psychisch belastender Einflüsse besteht.
3. **Festlegen**
   In diesem Schritt werden – falls es die Beurteilung ergeben hat – Maßnahmen zur Gestaltung der Arbeitsbedingungen entwickelt und ausgewählt.
4. **Durchführen**
   Die festgelegten Maßnahmen werden umgesetzt.
5. **Überprüfen**
   Nach Durchführung wird überprüft, ob die erwünschte Bedingung hergestellt wurde. Unter dem Gesichtspunkt der kontinuierlichen Verbesserung der Arbeitsbedingungen und des Standes von Sicherheit und Gesundheitsschutz ist die Überprüfung bereits der Beginn einer neuen Optimierungsrunde (kontinuierlicher Verbesserungsprozess).

[2] Vgl. Joiko K, Schmauder W, Wolff G (2010): Psychische Belastung und Beanspruchung im Berufsleben: Erkennen – Gestalten. 5. Aufl. Dortmund, S. 20 ff

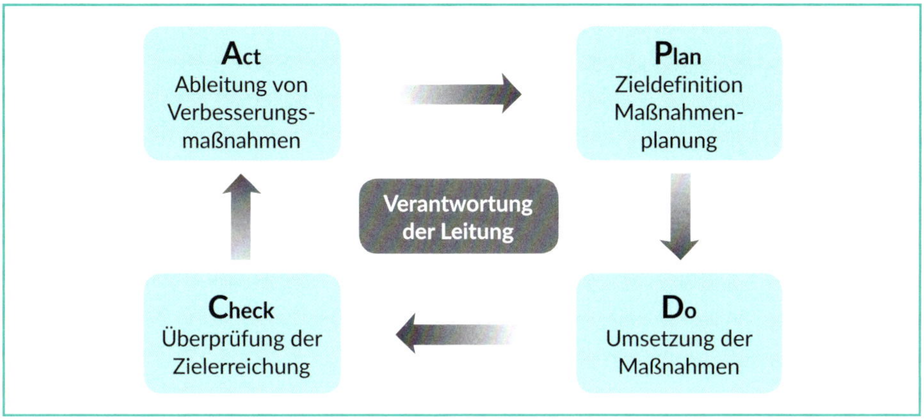

Abb. 1: Der PDCA-Zyklus.

Die Punkte 1, 2 und 3 sind im PDCA-Zyklus der Phase »Plan«, der Punkt 4 der Phase »Do« und der Punkt 5 der Phase »Check« und »Act« zuzuordnen. Im systematischen Risikomanagementprozess gehört der Punkt 1 zu »Risiko identifizieren«, die Punkte 2 und 3 zu »Risiko analysieren« und »Risiko bewerten«, der Punkt 4 zu »Risiko steuern« und der Punkt 5 zu »Risiko überwachen«.

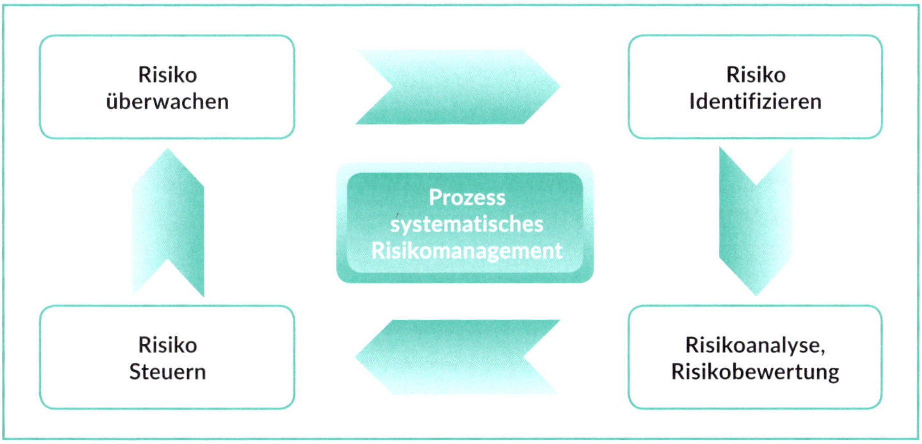

Abb. 2: Der Prozess des systematischen Risikomanagements.

Bereits bei der Planung der Arbeits-/Betriebsabläufe (Arbeitssystem) sollten die Risiken möglicher arbeitsbedingter Gefährdungen beurteilt werden.[3] Das Arbeitssystem beinhaltet das Zusammenwirken von Mensch und Arbeitsmittel im Arbeitsablauf, um die Arbeitsaufgabe am Arbeitsplatz in der Arbeitsumgebung unter den durch

[3] Vgl. Richter P, Debitz U, Schulze, F (2010): Diagnostik von Arbeitsanforderungen und kumulativen Beanspruchungsfolgen am Beispiel eines Call Centers. GRIN, München.

die Arbeitsaufgabe gesetzten Bedingungen zu erfüllen. Hinsichtlich der Intensität der Arbeitsbelastung sind vor allem beeinflussbar: Arbeitsaufgabe, Arbeitsorganisation/-ablauf, Arbeitsmittel, Arbeitsumgebung. Hinsichtlich der Dauer der Arbeitsbelastung ist vor allem die Arbeitsorganisation (zeitliche Organisation der Arbeit) günstig gestaltbar. Welche Anforderungen werden an die menschengerechte Gestaltung von Arbeitsaufgaben gestellt?

- Die **Arbeitsaufgabe** sollte weder unter- noch überfordern.
- **Dauer** der Arbeitszeit
  Die Dauer der Arbeitszeit sollte an die Intensität der Arbeitsbelastung angepasst und auf einen Zeitpunkt begrenzt werden, bei dem sich noch keine Ermüdungseffekte zeigen. Aufgrund von Ermüdung ist die Ausdehnung der Arbeitszeit nicht linear mit der Produktivität verbunden.
- **Ruhezeit** zwischen aufeinanderfolgenden Arbeitstagen oder Schichten
  Die Ruhezeit sollte ausreichend sein, um eine vollständige Erholung von Ermüdungseffekten der vorangegangenen Schicht/Arbeitstage sicherzustellen.
- **Tageszeit**
  Zumeist ist die Leistungsfähigkeit während der Nachtzeit geringer als am Tag. Die Leistungsanforderungen sollten deshalb während der Nachtarbeit geringer sein z. B. durch mehr Personal oder mehr Pausen.
- **Zeitdruck**
  Zeitzwänge können zu Abkürzungen in der Aufgabenausführung führen und damit zu Fehlern. Zeitdruck über ein »gesundes Maß« hinaus sollte vermieden werden, da die Aufgabe ansonsten oft nur unvollständig oder zu wenig gewissenhaft erledigt wird.

Besondere Arbeitsschutzmaßnahmen im Zusammenhang mit einer Pandemie[4]

Die Verantwortung für die Umsetzung notwendiger Infektionsmaßnahmen trägt der Arbeitgeber. Grundlage für die Maßnahmen ist u. a. das Ergebnis der verpflichtend durchzuführenden Gefährdungsbeurteilungen. Im Zusammenhang mit dem SARS-CoV-2-Virus müssen zeitlich befristete zusätzliche Maßnahmen zum Infektionsschutz durchgeführt werden. Folgende Maßnahmen können z. B. zur Reduzierung von Personenkontakten beitragen, um das Infektionsrisiko zu senken:

- in Arbeitsbereichen bzw. gemeinsam genutzten Räumen, wenn möglich, die Zahl der gleichzeitig anwesenden Personen entzerren (Dienstzimmer, Pausenraum …),
- wenn möglich versetzte Arbeits- und Pausenzeiten, um innerbetriebliche Personenkontakte zu reduzieren,

[4] Vgl. Bundesministerium für Arbeit und Soziales (2020): SARS-CoV-2-Arbeitsschutzstandard, 16. 04. 2020, https://www.bmas.de/DE/Corona/arbeitsschutz-massnahmen.html

- bei der Schichtbesetzung darauf achten, dass möglichst immer dieselben Personen zu gemeinsamen Schichten eingeteilt sind,
- durch organisatorische Maßnahmen vermeiden, dass es zu einem engen Zusammentreffen mehrerer Mitarbeiter kommt (z. B. bei Zeiterfassung, in Umkleideräumen usw.).

1.2 Gesetzliche und rechtliche Regelungen

Der Dienstplan hat mehrere Funktionen:
- Nachweisführung zur Einhaltung der Gesetze, Tarifverträge, arbeitsmedizinischer und arbeitsrechtlicher Vorgaben,
- Sicherstellung der zugesagten Leistungen (Mitarbeiterressourcen werden auf den Betreuungs- und Pflegebedarf der Kunden abgestimmt),
- Sicherstellung der Wirtschaftlichkeit der Pflegeeinrichtung.

Das bedeutet, die Kunden- und Mitarbeiterzufriedenheit, die Wirtschaftlichkeit und die Nachweispflicht müssen in gleicher Weise berücksichtigt werden. Im Rahmen der Arbeitszeit-, Personaleinsatz- und Dienstplanung müssen viele gesetzliche und rechtliche Bestimmungen beachtet werden, von denen einige beispielhaft und in knapper Form vorgestellt werden.

Info
In der Praxis stellt sich häufig die Frage, welche der vielen Regelungen denn im Einzelfall gilt. Um das beurteilen zu können, kann ein Blick auf die Rechtspyramide im Arbeitsrecht helfen. Folgender Grundsatz ist dabei zu beachten: »Es gilt jeweils die für die Mitarbeitenden günstigere Regel. Eine Regelung der höheren Ebene darf die Mitarbeitenden nicht schlechter stellen, als die Regelungen auf der unteren Ebene.«

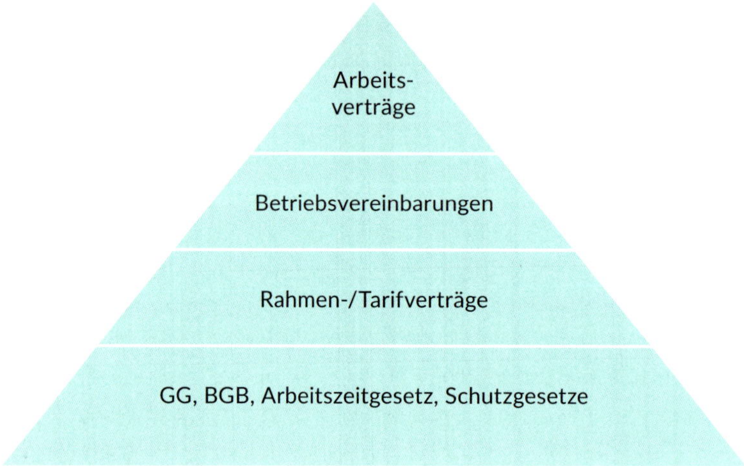

Abb. 3: Die Rechtspyramide im Arbeitsrecht.

Beispiel **Urlaubsanspruch**

Der Mindesturlaub nach Bundesurlaubsgesetz beträgt 24 Tage (in der 6-Tage-Woche) für alle Mitarbeitenden (egal ob in Teil-, Vollzeit oder geringfügig beschäftigt). Gilt für die Mitarbeitenden in der Einrichtung ein Rahmen- oder Tarifvertrag, dann gilt diese für die Mitarbeitenden bessere Regelung. Gibt es eine gültige Betriebsvereinbarung für die Mitarbeitenden in der Einrichtung, die noch günstiger ist, dann ist das der Maßstab für die Zahl der Urlaubstage. Arbeitgeber und Mitarbeitende können im Arbeitsvertrag noch darüber hinausgehende, individuelle Vereinbarungen treffen, die dann letztendlich der Maßstab sind.

Welche Rechtsstreitigkeiten vor das Arbeitsgericht gehören, ist im Arbeitsgerichtsgesetz (ArbGG) ausdrücklich geregelt. Hierzu zählen insbesondere bürgerliche, d. h. zivilrechtliche, Streitigkeiten zwischen Arbeitgeber und Mitarbeitendem aus dem Arbeitsverhältnis (z. B. Gehaltsforderungen, Überstundenvergütung, Urlaubsgewährung usw.) und auch Streitigkeiten zwischen dem Arbeitgeber und den Hinterbliebenen eines Mitarbeitenden (z. B. Abgeltung von Resturlauben und Überstunden, Ansprüche aus der betrieblichen Altersversorgung).

1.2.1 Arbeitszeitgesetz (ArbZG)

1

Das Arbeitszeitgesetz vom 1. Juli 1994 regelt den öffentlich-rechtlichen Arbeitsschutz der Mitarbeitenden, hat den Gesundheitsschutz der Mitarbeitenden zum Ziel und ist zwingend einzuhalten, was deshalb auch im langfristigen Interesse des Arbeitgebers liegt.

Arbeitszeit (§ 2 ArbZG)

Die tägliche Arbeitszeit darf 8 Stunden nicht überschreiten. Sie kann auf 10 Stunden verlängert werden, wenn innerhalb von 6 Monaten (oder 24 Wochen) im Durchschnitt acht Stunden werktäglich nicht überschritten werden. Daraus ergibt sich, bei 6 Werktagen pro Woche, eine höchstzulässige Arbeitszeit von 48 bzw. 60 Stunden. Von der höchstzulässigen Arbeitszeit von 48 Stunden (Jahreshöchstarbeitszeit 2.503 Stunden) darf nur bei unaufschiebbaren Vor- und Abschlussarbeiten sowie bei Arbeiten zur Behandlung, Pflege und Betreuung von Personen an einzelnen Tagen, höchstens 60 Tage im Jahr, abgewichen werden. Die Übergabezeiten gehören nicht zu den Vor- und Abschlussarbeiten.

Die tarifvertraglich zulässige Arbeitszeit kann von der maximalen gesetzlichen Arbeitszeit (48 Stunden) abweichen und die Mitarbeitenden besserstellen. So sieht der Tarifvertrag für den öffentlichen Dienst (TVöD) in § 6 eine wöchentliche Höchstarbeitszeit von 39–40 Stunden vor.

Info

Arbeitszeit ist die Zeit vom Beginn bis zum Ende der Arbeit ohne Pausen. Arbeitszeit umfasst die Zeit, in der tatsächlich gearbeitet wird, aber auch die Zeit der Arbeitsbereitschaft, bei der sich der Mitarbeitende an einem vom Arbeitgeber bestimmten Ort aufhält und sofort seine volle Tätigkeit aufnehmen kann (z. B. bestimmte Zeiten während der Nachtwache).

Das Bundesarbeitsgericht (BAG) hat die Arbeitsbereitschaft als »wache Aufmerksamkeit im Zustand der Entspannung« definiert (17. 07. 2008, AZ. 6 AZR 505/07). Betriebliche Veranstaltungen mit überwiegend dienstlichem Charakter, z. B. Dienst- und Teambesprechungen, Betriebsversammlungen oder sofern diese während der regulären Arbeitszeit stattfinden auch Betriebsausflüge/-feiern, zählen zur bezahlten Arbeitszeit.[5]

---

[5] Vgl. Mitbestimmung aktuell; Newsletter@news.bwr-media.de

Umkleidezeiten sind aus hygienischen Gründen in der Pflege obligatorisch und werden aus diesem Grund auch als Arbeitszeit gewertet und sind bei den Höchstarbeitszeiten zu berücksichtigen.[6] Nicht zur Arbeitszeit gehören die Pausenzeiten oder Wegezeiten von der Wohnung zur Einrichtung und am Ende des Dienstes von der Einrichtung zur Wohnung. Fallen für Mitarbeitende wegen eines geteilten Dienstes zusätzliche Wegezeiten an, sind diese als Arbeitszeit zu werten.

Ruhepausen

In § 4 ArbZG werden die Voraussetzungen für die Ruhepausen festgelegt. Danach ist eine Arbeitszeit von 6 bis 9 Stunden durch im Voraus feststehende Ruhepausen von mindestens 30 Minuten und bei einer Arbeitszeit von mehr als 9 Stunden durch eine Ruhepause von mindestens 45 Minuten zu unterbrechen, die in Zeitabschnitte von mindestens 15 Minuten aufgeteilt werden können. Die Gewährung von Pausen während der Hauptarbeitszeit im Tagdienst bereitet in der Regel keine Schwierigkeiten, denn in dieser Zeit sind die personellen Voraussetzungen für eine gestaffelte Pausenregelung gegeben. Bei ausgedünntem Dienst, insbesondere beim Nachtdienst, bedarf die Einrichtung der Pausen besonderer organisatorischer Vorbereitungen. Trotz der Gegensätze zwischen Arbeitnehmerschutz und den betrieblichen Interessen sind die Bestimmungen des ArbZG einzuhalten!

Definition **Pausen**

Nach ständiger Rechtsprechung durch das Bundesarbeitsgericht (BAG) wurde der Pausenbegriff folgendermaßen definiert: »Pausen sind im Voraus festliegende Unterbrechungen der Arbeitszeit, in denen die Mitarbeitenden weder Arbeit leisten noch sich dafür bereit zu halten haben, sondern frei darüber entscheiden können, wo und wie sie diese Zeit verbringen möchten (BAG 16.12.2009 - 5 AZR 157/09)«

Der »Pausenraum« kann ggf. auch vom Arbeitgeber festgelegt werden. Entscheidendes Merkmal ist also, dass die Mitarbeitenden von jeder Dienstverpflichtung und auch von jeder Verpflichtung, sich zum Dienst bereitzuhalten, freigestellt sind. Die Pausen müssen exakt festgelegt und genommen werden.

Behält sich der Arbeitgeber das Recht vor, den Mitarbeiter aus der Pause zurückzurufen (außer in Notfällen § 14 ArbZG), gilt die Pause als nicht ordnungsgemäß gewährt und stellt eine Ordnungswidrigkeit dar, die nach § 22 Abs. 2 ArbZG mit einer Geldbuße geahndet werden kann. Auch die Anordnung von Bereitschaftsdienst während

[6] Ebd.

einer Pause ist unzulässig (BAG 5. Mai 1988 – 6 AZR 658/85). Der Arbeitgeber ist nach § 6 Arbeitsstättenverordnung verpflichtet, einen Pausenraum einzurichten, wenn er mehr als zehn Personen beschäftigt oder wenn Sicherheits- oder Gesundheitsgründe dies erfordern. In Pflegeeinrichtungen ist eine störungsfreie Pause im Arbeitsbereich in der Regel nicht möglich!

Ein besonders emotional diskutiertes Thema sind in der Praxis häufig die sogenannten »Raucherpausen«. Mitarbeitende haben keinen Anspruch darauf, dass sie für die Zeit ihrer Raucherpausen eine Vergütung des Arbeitgebers erhalten (AG Mainz 21. Januar 2010 – 10 Sa 562/09). Der Arbeitgeber kann verlangen, dass sich die Mitarbeitenden für die Zeit der Raucherpausen »ausstempeln«, damit diese Zeit nicht als Arbeitszeit erfasst wird. Hält sich der Mitarbeiter nicht an diese Anweisung, begeht er einen Arbeitszeitbetrug, der nach den Umständen des Einzelfalles eine Abmahnung, ordentliche oder außerordentlichen Kündigung rechtfertigen kann. Mitarbeitende sollten darüber hinaus bedenken, dass Unfälle während der Raucherpause und auf dem Weg dorthin und zurück nicht als Arbeitsunfall anerkannt werden und kein Unfallschutz aus der gesetzlichen Unfallversicherung besteht.

Das Aufsuchen der Toilette gilt nicht als Ruhepause, sondern als Teil der bezahlten Arbeitszeit. Die Frage, wie viel Zeit für das Aufsuchen der Toilette angemessen ist, hängt von den Umständen des Einzelfalls ab. Das Verwaltungsgericht München stellte 2013 in einem Urteil fest, dass das Aufsuchen der Toilette und auch für das Händewaschen eine rein private Angelegenheit darstellt. Erleidet der Mitarbeiter in diesem Zusammenhang einen Unfall, wird das nicht als Arbeitsunfall eingestuft (VG München 8. August 2013 – M 12 K 13.1024).[7]

Ruhezeit

Im Rahmen der Personaleinsatz- und Dienstplanung muss nach § 5 ArbZG nach Beendigung der täglichen Arbeitszeit eine ununterbrochene Ruhezeit von mindestens 11 Stunden eingehalten werden. Eine Verkürzung auf 10 Stunden ist möglich, wenn sie innerhalb eines Monats durch Verlängerung einer anderen Ruhezeit ausgeglichen wird. Tarifverträge können ggf. von dieser Regelung abweichen. »Ruhezeit ist der Zeitraum nach Beendigung der täglichen Arbeitszeit (Schicht) bis zum Beginn der nächsten Arbeitszeit (Schicht).«

[7] Vgl. Weber, M (2017): Die Ruhepause im Arbeitsrecht. Pflegezeitschrift 2017, Jg. 70, Heft 2/3, S. 25

Info

Dienstplanverantwortliche sollten unbedingt auf die Einhaltung der Ruhezeit achten, denn gemäß § 22 ArbZG (Bußgeldvorschriften) kann ein Arbeitgeber, der vorsätzlich oder fahrlässig gegen die Ruhezeitvorschriften verstößt, mit einer Geldbuße bedacht werden. Die Ruhezeit wird häufig beim Wechsel vom Spät- in den Frühdienst nicht eingehalten!

Nachtarbeit

Bei der Planung der Personaleinsatzzeiten ist zu beachten, dass die werktägliche Arbeitszeit der Nachtarbeitnehmer nach § 6 ArbZG 8 Stunden nicht überschreiten darf. Eine Verlängerung auf 10 Stunden ist möglich, wenn innerhalb eines Kalendermonats (oder 4 Wochen) im Durchschnitt 8 Stunden pro Werktag nicht überschritten werden. Die Zeit zwischen 23:00 und 6:00 Uhr gilt als Nachtarbeitszeit. Ein Mitarbeiter ist Nachtarbeiter, wenn er regelmäßig mehr als 48 Tage in einem Kalenderjahr, in der Nacht arbeitet (§ 2 Abs. 5 ArbZG). Für Nachtmitarbeitende sieht das Gesetz einen stärkeren Arbeitsschutz vor: Möchten Nachtdienstmitarbeitende nicht mehr ausschließlich in der Nacht arbeiten, muss der Arbeitgeber diese auf deren Verlangen hin bei Vorliegen entsprechender Voraussetzungen auf einen Tagarbeitsplatz umsetzen (§ 6 Abs. 4 ArbZG).

Tipp

Die Anzahl der unmittelbar aufeinander folgenden Nachtdienste sollte möglichst gering sein. Arbeitswissenschaftler und die staatlichen Ämter für Arbeitsschutz empfehlen maximal vier Nachtdienste in Folge.

Die DIN für Nacht- und Schichtarbeit

Nacht- und Schichtarbeit sind in Deutschland streng reguliert. Und das nicht nur im Arbeitszeitgesetz, sondern auch in der Norm DIN EN ISO 10075-2. Beide Regelungen sind wichtig und müssen in der Praxis beachtet werden.

Tab. 1: Vorschriften zur Nacht- und Schichtarbeit im Überblick

Stichwort	Gesetz	Beschreibung
Definition Nachtarbeit	§ 2 Abs. 3 und 4 ArbZG	Grundsätzlich jede Arbeit, die zwischen 23:00 und 6:00 Uhr liegt und mehr als 2 Stunden dauert.
Ruhezeit	§ 5 ArbZG	zwischen zwei Schichten grundsätzlich 11 Stunden (das schließt bestimmte Schichtfolgen aus, z. B. den direkten Wechsel von der Spät- zur Frühschicht)
Dauer Nachtarbeitszeit	§ 6 Abs. 2 ArbZG	8 Stunden am Stück, ausnahmsweise 10 Stunden (das erfordert bei Rund-um-die-Uhr-Betrieb ein 3-Schicht-System)
Gesundheitsuntersuchungen	§ 6 Abs. 3 ArbZG	Anspruch für Nachtarbeiter alle 3 Jahre, ab 50 jährlich. Arbeitgeber muss Kosten tragen. Für Mitarbeiter ist die Untersuchung freiwillig.
Ausgleich für Nachtarbeit	§ 6 Abs. 5 ArbZG	zusätzliche freie Tage oder höheres Entgelt, Tarifverträge können abweichende Regelungen treffen.
Weiterbildung, Karriere fördernde Maßnahmen	§ 6 Abs. 6 ArbZG	Arbeitgeber muss allen Mitarbeitern gleichwertige Angebote machen, egal ob im Nachtdienst, Schichtdienst oder nicht.
Ausgeschlossene Personen	§ 8 MuSCHG	Arbeitsverbot für werdende und stillende Mütter zwischen 20 und 6 Uhr
	§ 14 JArbSchG	Arbeitsverbot für Jugendliche in der Zeit von 20 bis 6 Uhr (abweichende Uhrzeiten im Mehr-Schicht-Betrieb)
	§ 6 Abs. 4 ArbZG	Folgende Mitarbeiter haben Anspruch auf Tagarbeitsplatz: • wenn sie ein Kind unter 12 Jahren betreuen müssen, • wenn sie einen schwerpflegebedürftigen Angehörigen pflegen, • wenn Nachtarbeit laut arbeitsmedizinischer Untersuchung eine Gesundheitsgefahr darstellt.
Schichtdesign, Schichtfolge, Schichtplanung	§ 6 Abs. 1 ArbZG DIN EN ISO 10075-2:2000	Schichtarbeit muss nach den gesicherten arbeitswissenschaftlichen Erkenntnissen über die menschengerechte Gestaltung der Arbeit festgelegt und so ergonomisch wie möglich umgesetzt werden.
Gefährdungsbeurteilung	§ 5 Abs. 3 Satz 1 ArbSchG	Arbeitgeber (bzw. indirekt die Sicherheitsfachkraft) muss Gefahren, die sich aus Gestaltung der Arbeit bzw. Arbeitszeit ergeben, in die Gefährdungsbeurteilung mit aufnehmen.

Abweichende Regelungen (§ 7 ArbZG)

In einem Tarifvertrag oder aufgrund einer Betriebs- oder Dienstvereinbarung kann zugelassen werden,

- die Arbeitszeit abweichend von § 3 und § 6 Abs. 2 über 10 Stunden werktäglich zu verlängern, wenn in die Arbeitszeit regelmäßig und in erheblichem Umfang Arbeitsbereitschaft oder Bereitschaftsdienst fällt.
- die Ruhezeit abweichend von § 5 Abs. 1 um bis zu 2 Stunden zu kürzen, wenn die Art der Arbeit dies erfordert und die Kürzung der Ruhezeit innerhalb eines festzulegenden Ausgleichszeitraums ausgeglichen wird.
- die Regelungen der §§ 3, 4, 5 Abs. 1 und 6 Abs. 2 bei der Behandlung, Pflege und Betreuung von Personen der Eigenart dieser Tätigkeit und dem Wohl dieser Personen entsprechend anzupassen.

Arbeit an Sonn- und Feiertagen

Mitarbeitende dürfen an Sonn- und gesetzlichen Feiertagen von 0:00 bis 24:00 Uhr nicht beschäftigt werden (§ 9). In mehrschichtigen Betrieben mit regelmäßiger Tag- und Nachtschicht kann Beginn oder Ende der Sonn- und Feiertagsruhe um bis zu 6 Stunden vor- oder zurückverlegt werden, wenn für die auf den Beginn der Ruhezeit folgenden 24 Stunden der Betrieb ruht.

Ein immer wieder heikler Punkt stellt die Arbeit an Sonn- und Feiertagen dar. § 10 Abs. 1 gestattet, abweichend vom grundsätzlichen Verbot der Sonn- und Feiertagsarbeit die Arbeit in verschiedenen Bereichen, z. B. in der Alten- und Krankenpflege, sofern die Arbeiten nicht an Werktagen vorgenommen werden können, was in Pflegeeinrichtungen unbestritten zutrifft. Nach § 11 Abs. 1 müssen allerdings mindestens 15 Sonntage im Jahr beschäftigungsfrei bleiben, jedoch dürfen durch die Arbeitszeit an Sonn- und Feiertagen die Höchstarbeitszeiten und Ausgleichszeiträume nicht überschritten werden. Werden Arbeitnehmer an einem Sonntag beschäftigt, müssen sie einen Ersatzruhetag haben, der innerhalb eines den Beschäftigungstag einschließenden Zeitraums von 2 Wochen zu gewähren ist.

§ 12 lässt für Pflegeeinrichtungen Abweichungen, die in einem Tarifvertrag oder auf Grund eines Tarifvertrags in einer Betriebs- oder Dienstvereinbarung vereinbart sind, zu. Danach müssen mindestens 10 Sonntage beschäftigungsfrei bleiben! Die meisten Tarifverträge sehen eher mehr freie Sonntage vor, z. B. 26 freie Sonntage im Jahr (§ 3 TVöD, besonderer Teil Krankenhäuser BT-K, der auch für Pflegeeinrichtungen gilt). Auch können Tarifverträge die Arbeitszeit in vollkontinuierlichen Schichtbetrieben an Sonn- und Feiertagen auf bis zu 12 Stunden verlängern, wenn dadurch zusätzliche freie Schichten an Sonn- und Feiertagen erreicht werden.

Werden Mitarbeitende an einem auf einen Werktag fallenden Feiertag beschäftigt, müssen sie einen Ersatzruhetag haben, der innerhalb eines den Beschäftigungstag einschließenden Zeitraums von 8 Wochen zu gewähren ist. Die Sonn- oder Feiertagsruhe oder der Ersatzruhetag ist den Mitarbeitenden unmittelbar in Verbindung mit einer Ruhezeit zu gewähren, soweit dem technische oder arbeitsorganisatorische Gründe nicht entgegenstehen.

Beispiel **Ersatzruhetag**

Der Mitarbeitende arbeitet am Sonntag, 17. September – frühester Ersatzruhetag ist der 04. 09., spätester Ersatzruhetag ist der 30.09.
Der Mitarbeitende arbeitet am Feiertag 01. Mai – frühester Ersatzruhetag ist der 06. 03., spätester Ersatzruhetag ist der 26. 06.

In Tarifverträgen (z. B. TVöD, AVR Caritas, AVR EKD) gibt es gleichlautende Regelungen, die sich lediglich bezüglich der Ausgleichszeiträume unterscheiden. Ein Anspruch auf Vergütungszuschläge ergibt sich nicht aus dem ArbZG, kann sich aber aus Tarif- oder Arbeitsverträgen ergeben. Konkret bedeutet das für die Berücksichtigung im Dienstplan: Mitarbeitende, die an einem Wochenfeiertag arbeiten, müssen einen Ersatzruhetag im vorgeschriebenen Zeitraum erhalten.

1.2.2 Teilzeit- und Befristungsgesetz (TzBfG)

Arbeitgeber und Mitarbeitende können vereinbaren, dass die Arbeitsleistung entsprechend dem Arbeitsanfall zu erbringen ist (§ 12 Arbeit auf Abruf):

»Die Vereinbarung muss eine bestimmte Dauer der wöchentlichen und täglichen Arbeitszeit festlegen. Wenn die Dauer der wöchentlichen Arbeitszeit nicht festgelegt ist, gilt eine Arbeitszeit von zehn Stunden als vereinbart.

Wenn die Dauer der täglichen Arbeitszeit nicht festgelegt ist, hat der Arbeitgeber die Arbeitsleistung des Mitarbeitenden jeweils für mindestens drei aufeinander folgende Stunden in Anspruch zu nehmen. Der Mitarbeitende ist nur zur Arbeitsleistung verpflichtet, wenn der Arbeitgeber ihm die Lage seiner Arbeitszeit jeweils mindestens vier Tage im Voraus mitteilt.«

Eine Klausel im Arbeitsvertrag, wonach Mitarbeitende generell auch bei kürzerer Ankündigungsfrist zur Arbeit verpflichtet sind, ist unwirksam. Eine kürzere Ankündigungsfrist kann aber ggf. im Arbeitsvertrag vereinbart werden. Der Arbeitgeber könnte dem Mitarbeitenden hierfür z. B. eine gestaffelte Prämie für kürzere Ankündigungsfristen anbieten, um dem Mitarbeitenden diese schmackhaft zu machen![8]

»Brückenteilzeit«, also die Möglichkeit, die Arbeitszeit nur vorübergehend zu reduzieren, ist seit dem 01.01.2019 im Teilzeit- und Befristungsgesetz geregelt. Anspruchsberechtigt sind Mitarbeitende in Einrichtungen mit mehr als 45 Beschäftigten, die länger als 6 Monate bei ihrem Arbeitgeber beschäftigt sind. Der Anspruch auf Rückkehr zur Vollzeit ist für einen Zeitraum von 1 bis 5 Jahren geregelt. Mitarbeitende müssen deshalb im Voraus festlegen, mindestens ein Jahr lang weniger zu arbeiten. Außerdem besteht nach mehr als fünf Jahren kein Rückkehrrecht auf Vollzeit mehr.

1.2.3 Bundesurlaubsgesetz (BurlG)

Im Bundesurlaubsgesetz wird ein bezahlter Mindesturlaubsanspruch von zurzeit 24 Werktagen pro Jahr festgelegt (als Basis gilt die 6-Arbeitstage-Woche). Tarif- und Einzelarbeitsverträge sehen oft für die Mitarbeitenden günstigere Regelungen vor, in der Regel 30 Tage (Basis: 5-Arbeitstage-Woche).

1.2.4 Jugendarbeitsschutzgesetz (JArbSchG)

Jugendliche unter 18 Jahren dürfen u. a. nur an 5 Tagen pro Woche, nicht in der Nacht (ab 20:00 bis 06:00 Uhr) und nicht mehr als 40 Stunden wöchentlich eingesetzt werden. Jugendliche über 16 Jahre dürfen in mehrschichtigen Betrieben bis 23:00 Uhr beschäftigt werden. Die beiden wöchentlichen Ruhetage sollen nach Möglichkeit aufeinander folgen. Jeder zweite Sonntag soll, mindestens zwei Sonntage im Monat müssen beschäftigungsfrei bleiben. Zulässig ist die Beschäftigung Jugendlicher in Krankenanstalten, Alten- und Pflegeheimen an gesetzlichen Feiertagen, ausgenommen am 24. 12. und 31. 12. ab 14:00 Uhr und ganztägig am 25. Dezember, 1. Januar, am ersten Osterfeiertag und am 1. Mai.

Info

Die Pausenzeit beträgt bei vier bis sechs Stunden Arbeitszeit 30 Minuten und bei mehr als sechs Stunden Arbeitszeit 60 Minuten.

[8] Vgl. Müller H (2020): Arbeitsorganisation in der Altenpflege. 6. Aufl. Schlütersche Hannover

In Notfällen dürfen Jugendliche, sofern keine erwachsenen Mitarbeitenden zur Verfügung stehen, ausnahmsweise auch für Überstunden herangezogen werden. Liegt ein solcher Notfall vor, muss die zusätzlich geleistete Arbeitszeit in den folgenden 3 Wochen durch eine Verkürzung der regulären Arbeitszeit wieder ausgeglichen werden (§§ 8, 21 JArbSchG).

1.2.5 Gesetz zum Schutz von Müttern bei der Arbeit, in der Ausbildung und im Studium (MuSchG)

Das Mutterschutzgesetz sieht besondere Regelungen zum Schutz von Leben und Gesundheit von Mutter und Kind während der Schwangerschaft vor, dazu gehören auch Beschäftigungsverbote, z. B. in der Nacht zwischen 20:00 und 06:00Uhr (§ 5) und an Sonn- und Feiertagen (§ 6). In der Kranken- und Altenpflege dürfen werdende oder stillende Mütter an Sonn- und Feiertagen beschäftigt werden, wenn ihnen in jeder Woche einmal eine ununterbrochene Ruhezeit von mindestens 24 Stunden im Anschluss an eine Nachtruhe gewährt wird. Werdende und stillende Mütter dürfen nicht mit Mehrarbeit beschäftigt werden. Mehrarbeit oder Überstunden, die über 8,5 Stunden täglich oder 90 Stunden in der Doppelwoche hinaus geleistet werden (die Sonntage eingerechnet), sind nicht zulässig (§ 4 Abs. 1)! Stillende Mütter haben einen Anspruch auf eine 11-stündige Ruhezeit zwischen den Arbeitseinsätzen (§ 4 Abs. 2).

Werdende Mütter dürfen nicht mit schweren körperlichen Arbeiten und nicht mit Arbeiten beschäftigt werden, bei denen regelmäßig Lasten von mehr als fünf Kilogramm Gewicht oder gelegentlich Lasten von mehr als zehn Kilogramm Gewicht ohne mechanische Hilfsmittel von Hand gehoben, bewegt oder befördert werden (§ 9).

Info
Das Mutterschutzgesetz sieht auch Beschäftigungsverbote vor, z. B. in den letzten sechs Wochen vor der Entbindung und bis zum Ablauf von 8 Wochen, bei Früh- und Mehrlingsgeburten bis 12 Wochen nach der Entbindung.

Der Arbeitgeber ist verpflichtet, eine stillende Mutter während der Stillpausen zum stillen oder Milch abpumpen von der Arbeit, unter Fortzahlung der Vergütung, freizustellen und nach Möglichkeit einen Raum zur Verfügung zu stellen (§ 7 Abs. 2). Bei einer Arbeitszeit bis zu 8 Stunden hat die Mutter einen Anspruch auf Stillzeit von 2 x ½ Stunde oder 1 Stunde täglich und bei einer Arbeitszeit von mehr als 8 Stunden von 2 x 45 Minuten oder, wenn am Arbeitsplatz keine Stillmöglichkeit vorhanden ist, 90 Minuten am Stück. Der Anspruch auf Stillpausen endet mit Vollendung des 1. Lebensjahres des Kindes. Alle anderen Rechte enden erst, wenn das Kind tatsächlich abgestillt ist.

Tipp
Stillpausen sollten Sie unbedingt in den Dienstplan einplanen!

1.2.6 Aufwendungsausgleichsgesetz (AAG)[9]

Arbeitgeber argumentieren bei krankheitsbedingten Ausfällen von Mitarbeitenden, insbesondere in stationären Einrichtungen, häufig mit dem Hinweis, dass Ersatzbeschaffung erst nach 6 Wochen möglich ist. Die 6-Wochen-Frist bedeutet aus Sicht des Arbeitgebers, dass danach keine Kosten für den ausgefallenen Mitarbeitenden mehr entstehen, da die Krankenkasse in der Regel ab dem 43. Tag Krankengeld zahlt und die Entgeltfortzahlung durch den Arbeitgeber dann entfällt.

Erfolgt die Ersatzbeschaffung erst ab dem 43. Tag bedeutet das: die Pflegeeinrichtung verlagert ihr unternehmerisches Risiko auf die Mitarbeitenden und Bewohner. Die Einrichtung mit einem Versorgungsvertrag nach § 72 SGB XI verpflichtet sich, ihre Leistung an 365 Tagen im Jahr in der gleichen Qualität und im notwendigen Umfang zu erbringen!

Das »Gesetz zum Ausgleich von Arbeitgeberaufwendungen für Entgeltfortzahlungen (AAG)« federt mit den Umlageverfahren U1 und U2 zur Entgeltfortzahlung die finanziellen Belastungen der Einrichtung durch Krankheit oder durch Mutterschaftszeiten ab. Es handelt sich um eine Pflichtversicherung für Arbeitgeber. Sie zahlen monatlich einen Fixbetrag an die Krankenkasse. Diese springt dann ein, wenn der Arbeitgeber Entgeltfortzahlung leisten muss. Die Mittel zur Durchführung der U1- und U2-Verfahren werden von den am Ausgleich beteiligten Arbeitgebern jeweils durch gesonderte Umlagen aufgebracht.

Umlageverfahren U1 (Entgeltfortzahlung im Krankheitsfall)

Nach § 1 Abs. 1 erstatten die Krankenkassen den Arbeitgebern auf Antrag, sofern sie nicht mehr als 30 Mitarbeitende beschäftigen, den vereinbarten Prozentsatz des fortgezahlten Arbeitsentgeltes sowie der gezahlten Sozialversicherungsbeiträge. Bei

[9] https://www.gesetze-im-internet.de/aufag/

der Festlegung der 30-Mitarbeitenden-Grenze werden Auszubildende und Schwerbehinderte nicht, Teilzeitbeschäftigte je nach Arbeitszeit anteilig mitgezählt.

Im Umlageverfahren bietet jede Krankenkasse einen oder mehrere Umlagesätze den Arbeitgebern an. Der Arbeitgeber kann einmal im Jahr (zum Jahreswechsel) die Umlagesätze für jeden Mitarbeitenden wählen und anpassen. Allerdings gilt: Je Krankenkasse ist immer nur ein U1 Umlage Prozentsatz für alle Mitarbeitenden zu wählen, der für das Jahr 2021 z. B. zwischen 1,00 und 4,10 Prozent liegt.

Beispiel **Umlagen**

- Drei Mitarbeitende sind bei der AOK versichert. In diesem Fall kann nur ein Umlagesatz für alle drei Mitarbeitenden gewählt werden. Ist ein weiterer Mitarbeitender z. B. bei der BARMER versichert, kann hier ein anderer Umlagesatz gewählt werden. Der zu zahlende Beitrag ergibt sich aus dem laufenden (brutto) Arbeitsentgelt und dem Beitragssatz (maximal bis zur Beitragsbemessungsgrenze in der Rentenversicherung). Die Arbeitgeberaufwendungen zur Sozialversicherung werden grundsätzlich mitberücksichtigt.
- Der Mitarbeitende mit einem laufenden Bruttoeinkommen von monatlich ca. 2.500 Euro ist der einzige Versicherte in dieser Krankenkasse. Der Arbeitgeber stuft den Mitarbeitenden zum sog. Regelsatz ein, d.h. 70 Prozent Erstattung und 2,5 Prozent Beitragssatz. Der Mitarbeitende war in den letzten 5 Jahren nie mehr als 5 Tage krank. Hätte der Arbeitgeber den Mitarbeitenden rechtzeitig in den sog. »ermäßigten Satz« (z. B. Beitragssatz 1,80 Prozent, bei 50 Prozent Erstattung) eingestuft, so wäre dabei eine dreistellige Ersparnis erreicht worden.

Der Arbeitgeber zahlt also den entsprechenden Beitragssatz für den entsprechenden Umlagesatz. Erkrankt der Mitarbeitende erhält der Arbeitgeber den entsprechenden Erstattungssatz, der zwischen 40 und 80 Prozent liegt. Der Arbeitgeber trägt im Krankheitsfall auch die Kosten für die Differenz zwischen Arbeitsentgelt und Erstattungssatz als Selbstbeteiligung.

Umlageverfahren U2 (bei Mutterschaft)

Nach § 1 Abs. 2 erstatten die Krankenkassen den Arbeitgebern auf Antrag, unabhängig von der Zahl der Mitarbeitenden, in vollem Umfang den gezahlten Zuschuss zum Mutterschaftsgeld und das gezahlte Arbeitsentgelt bei Beschäftigungsverboten nach § 11 MuSchG sowie die gezahlten Sozialversicherungsbeiträge. Sobald der Arbeitgeber Arbeitsentgelt nach § 3 Abs. 1 und 2 und § 9 Abs. 1 des Entgeltfortzahlungsgesetzes, Arbeitsentgelt nach § 11 des Mutterschutzgesetzes oder Zuschuss zum Mutterschaftsgeld nach § 14 Abs. 1 des Mutterschutzgesetzes gezahlt hat, entsteht der

Erstattungsanspruch gegenüber den Krankenkassen. Das gilt auch für teilzeit- und geringfügig beschäftigte Mitarbeitende. Damit dürfte das Argument der finanziellen Doppelbelastung für den Arbeitgeber weggefallen sein.

Info

Beim Ausgleichsverfahren hat jede Kasse, anders als beim Umlageverfahren U1, nur einen Beitragssatz. Die Beitragssätze sind von Krankenkasse zu Krankenkasse sehr unterschiedlich und betragen z. B. im Jahr 2021 zwischen 0,19 und 0,89 Prozent. Die Arbeitgeber erhalten bei dem Umlageverfahren U2 alle die gleichen Leistungen.

1.2.7 Arbeitsschutzgesetz

Das Arbeitsschutzgesetz vom 07.08.1996 basiert auf dem umfassenden Arbeitsschutzansatz nach EG-Recht (Europarecht) und der WHO. Der Arbeitgeber ist verpflichtet, »Maßnahmen zur Verhütung von Unfällen bei der Arbeit und arbeitsbedingten Gesundheitsgefahren einschließlich Maßnahmen der menschengerechten Gestaltung der Arbeit« zu veranlassen (§ 2 ArbSchG). Ein solches ganzheitliches Arbeitsverständnis, mit dem Ziel der menschengerechten Gestaltung der Arbeit, bezieht auch die psychische Belastung der Mitarbeitenden in die Gesamtbetrachtung ein. Der Arbeitgeber muss bei Maßnahmen des Arbeitsschutzes von folgenden allgemeinen Grundsätzen ausgehen (§ 4 ArbSchG):

- *»Die Arbeit ist so zu gestalten, dass eine Gefährdung für Leben und Gesundheit möglichst vermieden und die verbleibende Gefährdung möglichst gering gehalten wird.*
- *Maßnahmen sind mit dem Ziel zu planen, Technik, Arbeitsorganisation, sonstige Arbeitsbedingungen, soziale Beziehungen und Einfluss der Umwelt auf den Arbeitsplatz sachgerecht zu verknüpfen…«.*

Der Arbeitgeber muss durch eine Beurteilung der für die Arbeit der Mitarbeitenden mit ihrer Arbeit verbundenen Gefährdung ermitteln, welche Maßnahmen des Arbeitsschutzes notwendig sind (§ 5, 1 ArbSchG). Eine Gefährdung kann sich insbesondere ergeben durch

- die Gestaltung und die Einrichtung der Arbeitsumgebung und des Arbeitsplatzes,
- die Gestaltung, die Auswahl und den Einsatz von Arbeitsmitteln und Geräten sowie den Umgang damit,
- die Gestaltung von Arbeitsabläufen und Arbeitszeit und deren Zusammenwirken, unzureichende Qualifikation und Unterweisung der Mitarbeitenden (§ 5, 3 ArbSchG).

Der Arbeitgeber ist verpflichtet ...

- die Maßnahmen auf ihre Wirksamkeit zu überprüfen und erforderlichenfalls sich ändernden Gegebenheiten anzupassen (§ 3, 1 ArbSchG),
- für eine geeignete Organisation zu sorgen und die erforderlichen Mittel bereitzustellen (§ 3, 2 ArbSchG),
- den gesamten Arbeitsablauf auf eine kontinuierliche Verbesserung von Sicherheit und Gesundheit der Mitarbeiter auszurichten.[10]

Bußgeldkatalog bei Verstößen gegen gesetzliche Vorschriften

Verstöße gegen die gesetzlichen Vorschriften können für die Pflegeeinrichtung teuer werden. Der Länderausschuss für Arbeitssicherheit und Sicherheitstechnik (LASI) hat Bußgeldkataloge zum Arbeitszeit-, zum Jugendarbeitsschutz- und zum Mutterschutzrecht veröffentlicht (LV 60, 2. überarbeitete Auflage 2020[11]), die bundesweit ein gleichmäßiges Verwaltungshandeln bei häufig vorkommenden und im Wesentlichen gleich gelagerten Ordnungswidrigkeiten durch die Verfolgungs- und Ahndungsbehörden gewährleisten sollen. Besteht der begründete Verdacht, dass eine Ordnungswidrigkeit im Sinne

- des § 22 des Arbeitszeitgesetzes (ArbZG)
- des § 32 des Gesetzes zum Schutz von Müttern bei der Arbeit, in der Ausbildung und im Studium (Mutterschutzgesetz – MuSchG)
- der §§ 58 oder 59 des Gesetzes zum Schutze der arbeitenden Jugend (Jugendarbeitsschutzgesetzes – JArbSchG)

in der jeweils geltenden Fassung vorliegt, so ist so lange nicht eine gesetzliche Regelung etwas anderes besagt, ein Bußgeldverfahren einzuleiten. Hat die oder der Betroffene rechtswidrig und vorwerfbar gehandelt, wird ein Bußgeldbescheid erlassen.

Arbeitszeitgesetz (Auszug)

- Ordnungswidrig nach § 22 ArbZG handelt, wer als Arbeitgeber Mitarbeitende über die Grenzen der täglichen Arbeitszeit hinaus beschäftigt (§ 22 Abs. 1 Nr. 1)
  - bei Überschreiten bis zu 1 Stunde **80 EUR** je Mitarbeitendem
  - bei Überschreiten von mehr als 1 Stunde je angefangene weitere ½ Stunde **100 EUR**
- Mitarbeitenden die vorgeschriebenen Ruhepausen nicht gewährt (§ 22 Abs. 1 Nr. 2)
  - je nicht gewährter vorgeschriebener Pause **400 EUR** je Mitarbeitendem
- die vorgeschriebene Dauer der Mindestruhezeit unterschreitet (§ 22 Abs. 1 Nr. 3)
  - je angefangene Stunde **80 EUR** je Mitarbeitendem

---

[10] § 3 Arbeitsschutzgesetz (ArbSchG), https://www.gesetze-im-internet.de/arbschg/__3.html

[11] Vgl. https://lasi-info.com/publikationen/lasi-veroeffentlichungen?tx_ikanoslasipublications_publications%5Baction%5D=show&tx_ikanoslasipublications_publications%5Bcontroller%5D=Publication&tx_ikanoslasipublications_publications%5Bpublication%5D=24&cHash=ea39a3cba66a52ca06767001dccdf5fe

- die Anzahl der nach § 11 Abs. 1 beschäftigungsfreien Sonntage pro Jahr nicht einhält (§ 22 Abs. 1 Nr. 6)
  - je Tag **500 EUR** je Mitarbeitendem
- Rechtsvorschriften, Tarifverträge, Betriebs- oder Dienstvereinbarungen entgegen § 16 Absatz 1 nicht aushängt oder auslegt (§ 22 Absatz 1 Nummer 8)
  - je aushangpflichtiger Vorschrift **200 EUR**
- gegen die Verpflichtung zur Aufzeichnung der Arbeitszeit verstößt (§ 22 Abs. 1 Nr. 9)
  - je Fall **1.600 EUR** je Mitarbeitendem.

Jugendarbeitsschutzgesetz

Ordnungswidrig nach § 58 oder § 59 JArbSchG handelt, wer als Arbeitgeber

- die Bestimmungen über die Ruhepausen für Jugendliche nicht einhält. Die Ruhepause wird gar nicht gewährt (§ 58 Abs. 1 Nr. 8)
  - je nicht gewährter Ruhepause **400 EUR** je Jugendlichem
- Jugendliche an mehr als 5 Tagen in der Woche beschäftigt (§ 58 Abs. 1 Nr. 12)
  - je Tag **500 EUR** je Jugendlichem

Mutterschutzgesetz

Ordnungswidrig handelt, wer als Arbeitgeber

- entgegen § 3 Abs. 1 Satz 1 (auch in Verbindung mit Satz 4) eine schwangere Frau in den letzten 6 Wochen vor der Entbindung beschäftigt.
  - je angefangenen Arbeitstag **1.000 EUR** je schwangere Frau
- entgegen § 3 Abs. 2 Satz 1 (auch in Verbindung mit Satz 2 oder 3) eine Frau in den acht Wochen nach der Entbindung beschäftigt.
  - je angefangenen Arbeitstag **2.000 EUR** je schwangere Frau
- entgegen § 5 Abs. 1 Satz 1 eine schwangere oder stillende Frau zwischen 20:00 und 6:00 Uhr beschäftigt.
  - bei einer Beschäftigung zwischen 20.00 und 22.00 Uhr je angefangene Stunde **100 EUR** je schwangere/stillende Frau
  - bei einer Beschäftigung ab 22.00 Uhr je angefangene weitere ½ Stunde **200 EUR** je schwangere/stillende Frau
- entgegen § 6 Abs. 1 Satz 1 eine Schwangere und Stillende an Sonn- und Feiertagen beschäftigt.
  - je angefangenen Arbeitstag **700 EUR** je schwangere/stillende Frau.

1.2.8 Vierte Verordnung über zwingende Arbeitsbedingungen für die Pflegebranche (4. PflegeArbbV)[12]

Diese Verordnung ist am 01. Mai 2020 in Kraft getreten und ist befristet bis zum 30. April 2022 und gilt für alle Pflegebetriebe (nicht aber für Krankenhäuser und Reha-Einrichtungen) und alle Mitarbeitenden, die mindestens zu 25 Prozent pflegerische und betreuende Tätigkeiten ausüben, jedoch nicht für Auszubildende, für das Gebiet der Bundesrepublik Deutschland.
Die Verordnung regelt in § 2 das Mindestentgelt für die unterschiedlichen Qualifikationsstufen und sieht in § 4 Mehrurlaub für Mitarbeitende zusätzlich zum Erholungsurlaub vor. Der Mehrurlaub beträgt im Jahr 2021 – 5 Tage und im Jahr 2022 – 6 Tage auf der Basis einer regelmäßigen Verteilung der Wochenarbeitszeit auf 5 Tage. Verteilt sich die Arbeitszeit auf mehr oder weniger als 5 Tage in der Woche, erhöht oder verringert sich der Anspruch auf Mehrurlaub. Haben die Mitarbeitenden aufgrund tariflicher, arbeitsvertraglicher oder sonstiger Regelungen insgesamt einen über den gesetzlichen Urlaubsanspruch (▶ Kap. 1.2.3) hinausgehenden Anspruch auf bezahlten Urlaub, entsteht der Anspruch auf Mehrurlaub nicht.

Die Übernahme von »Bereitschaftsdiensten« und »Rufbereitschaftsdiensten« gehört für viele Pflegemitarbeitende zum Alltag. Jedoch sind die Besonderheiten oft nicht bekannt, die bei diesen Tätigkeiten zu beachten sind.

Bereitschaftsdienste liegen dann vor, wenn sich der Mitarbeitende auf Anordnung des Arbeitgebers außerhalb seiner regelmäßigen Arbeitszeit an einer vom Arbeitgeber bestimmten Stelle aufhalten muss, um im Bedarfsfall die Arbeit aufzunehmen. Dabei muss zu erwarten sein, dass zwar Arbeit anfällt, erfahrungsgemäß aber die Zeit ohne Arbeitsleistung mindestens 75 Prozent beträgt (§ 2 Abs. 6 PflegeArbbV). Insbesondere in ambulant betreuten Wohngemeinschaften werden Mitarbeitende vermehrt über Nacht als sogenannte »Schlafwachen« eingesetzt, um die ständige Anwesenheit einer Bezugsperson in der Wohngemeinschaft sicherzustellen. Diese Schlafwachen sind jedoch nicht mit den klassischen »Nachtwachen« in vollstationären Pflegeeinrichtungen vergleichbar. Bereitschaftszeiten sind zwingend im Dienstplan zu hinterlegen.

Eine Sonderform des Bereitschaftsdienstes ist die »Rufbereitschaft«. Hierbei ist die Anwesenheit des Mitarbeitenden vor Ort nicht erforderlich. Der Mitarbeitende kann sich an einem selbst gewählten Ort außerhalb der Pflegeeinrichtung aufhalten und muss erreichbar sein, um auf Abruf die Arbeit aufnehmen zu können. Die Rufbereitschaft wird durch die PflegeArbbV jedoch nicht erfasst, während der Bereitschaftsdienst unter die PflegeArbbV fällt und grundsätzlich zu vergüten ist.

---

[12] https://www.gesetze-im-internet.de/pflegearbbv_4/BJNR611910020.html

Wird in Zeiten des Bereitschaftsdienstes oder der Rufbereitschaft Arbeitsleistung erbracht, ist diese wie Arbeitszeit zu bewerten. Hält der Arbeitgeber die Vorgaben der PflegeArbbV nicht korrekt ein, kann das teuer werden, denn der Arbeitgeber muss nicht nur den geschuldeten Lohn nachzahlen, sondern auch Sozialversicherungsbeiträge und ein evtl. Bußgeld.

Tipp
Die Vergütung für Bereitschafts- und Rufbereitschaftsdienste sollte unter Beachtung des Mindestentgelts (§ 2 PflegeArbbV) durch eine Betriebsvereinbarung oder im Arbeitsvertrag geregelt werden.

1.2.9 Pflegezeitgesetz (PflegeZG) und Familienpflegezeitgesetz (FPfZG)

Ziel des Gesetzes ist, Mitarbeitenden die Möglichkeit zu eröffnen, pflegebedürftige nahe Angehörige in häuslicher Umgebung zu pflegen und damit die Vereinbarkeit von Beruf und familiärer Pflege zu verbessern.

Kurzzeitige Arbeitsverhinderung

Mitarbeitende haben das Recht, bis zu zehn Arbeitstage der Arbeit fernzubleiben (§ 2 Kurzzeitige Arbeitsverhinderung), wenn es erforderlich ist, um für einen pflegebedürftigen nahen Angehörigen in einer akut auftretenden Pflegesituation eine bedarfsgerechte Pflege zu organisieren oder eine pflegerische Versorgung in dieser Zeit sicherzustellen.
Mitarbeitende sind verpflichtet, dem Arbeitgeber ihre Verhinderung an der Arbeitsleistung und deren voraussichtliche Dauer unverzüglich mitzuteilen. Dem Arbeitgeber ist auf Verlangen eine ärztliche Bescheinigung über die Pflegebedürftigkeit des nahen Angehörigen und die Erforderlichkeit vorzulegen.

Pflegezeit

Mitarbeitende sind von der Arbeitsleistung vollständig oder teilweise freizustellen, wenn sie einen pflegebedürftigen nahen Angehörigen in häuslicher Umgebung pflegen (§ 3 Pflegezeit). Der Anspruch besteht nicht gegenüber Arbeitgebern mit 15 oder weniger Mitarbeitenden. Die Mitarbeitenden haben die Pflegebedürftigkeit durch Vorlage einer Bescheinigung der Pflegekasse oder des MDK nachzuweisen.

Wer Pflegezeit beanspruchen möchte, muss dies dem Arbeitgeber spätestens 10 Arbeitstage vor Beginn schriftlich ankündigen und gleichzeitig erklären, für welchen Zeitraum und in welchem Umfang die Freistellung in Anspruch genommen werden soll. Wird nur eine teilweise Freistellung gewünscht, ist auch die gewünschte Verteilung der Arbeitszeit anzugeben. Die Pflegezeit beträgt längstens 6 Monate. Der Arbeitgeber hat den Wünschen zu entsprechen, wenn nicht dringende betriebliche Gründe dem entgegenstehen.

Familienpflegezeit

Die Mitarbeitenden können nach § 2 Familienpflegezeitgesetz im Anschluss an die Pflegezeit auch Familienpflegezeit zur Pflege oder Betreuung desselben pflegebedürftigen Angehörigen in Anspruch nehmen und müssen dies mindestens 3 Monate vorher ankündigen. Pflegezeit und Familienpflegezeit dürfen gemeinsam die Gesamtdauer von 24 Monaten je pflegebedürftigem Angehörigen nicht überschreiten. Der Arbeitgeber kann den Erholungsurlaub für jeden vollen Monat der vollständigen Freistellung von der Arbeitsleistung um ein Zwölftel kürzen. Der Arbeitgeber darf das Beschäftigungsverhältnis von der Ankündigung bis zur Beendigung der kurzzeitigen Arbeitsverhinderung oder der Freistellung (nach § 2 bzw. § 3) nicht kündigen.

Beschäftigte im Sinne des Gesetzes sind Mitarbeitende und Auszubildende. Nahe Angehörige im Sinne des Gesetzes sind Großeltern, Eltern, Schwiegereltern, Stiefeltern, Ehegatten, Lebenspartner, Partner einer eheähnlichen oder lebenspartnerähnlichen Gemeinschaft, Geschwister, Geschwister der Ehegatten, Lebenspartner der Geschwister und Geschwister der Lebenspartner, Kinder, Adoptiv- oder Pflegekinder, die Kinder/Adoptiv- oder Pflegekinder des Ehegatten oder Lebenspartners, Schwiegerkinder und Enkelkinder.

1.2.10 Betriebsverfassungsgesetz (BetrVG)

Das Betriebsverfassungsgesetz regelt u. a. die Mitbestimmung des Betriebsrates bei der Festlegung der Arbeitszeit und von Urlaubsgrundsätzen, Pausenregelungen und der Anordnung von Überstunden. Das Betriebsverfassungsgesetz gilt nicht für kirchliche Träger, hier gibt es jedoch ähnliche Regelungen (z. B. die Mitarbeitervertretung/MAV). Der Betriebsrat/die Mitarbeitervertretung hat sich auch dafür einzusetzen, dass die Vorschriften über den Arbeitsschutz und die Unfallverhütung in der Einrichtung durchgeführt werden (§ 89, 1 BetrVG).

Die Gestaltung der Arbeitszeit unterliegt der Mitbestimmung des Betriebsrates gemäß § 87 Abs. 1 Nr. 2 BetrVG. Der Betriebsrat hat hier auch ein Initiativrecht und kann also z. B. die Einführung der 5-Arbeitstage-Woche beim Arbeitgeber beantragen. Die Mitbestimmungsrechte von MAV und Betriebsrat bestehen auch in Zeiten einer Pandemie weiter (z. B. CoVid-Pandemie). Auch in dieser Ausnahmesituation kann der Arbeitgeber keine mitbestimmungspflichtigen Maßnahmen ohne Mitarbeitervertretung oder Betriebsrat durchführen. Die Beteiligungsrechte müssen gewahrt bleiben.

1.2.11 Tarif- und Arbeitsverträge

Tarif- und Arbeitsverträge enthalten Bestimmungen zur täglichen und wöchentlichen Arbeitszeit, Urlaubsregelungen und Sonn- und Feiertagsarbeit. Im Arbeitsvertrag können darüber hinaus abweichende, individuelle Vereinbarungen getroffen werden. Im Sinne des Arbeitsschutzgedankens gilt immer die günstigere Regelung.

Info
Tarifverträge enthalten Regelungen zur Arbeitszeit, Urlaub, usw. und regeln auch die Vergütung für die Mitarbeitenden, die zurzeit in der Pflege sehr unterschiedlich geregelt und zudem nicht leistungsgerecht ist. Derzeit arbeiten die Bundesregierung, Gewerkschaften und einige Wohlfahrtsverbände an der Verbesserung der Situation mit dem Ziel, flächendeckend eine allgemeinverbindliche gleiche Bezahlung für alle professionell Pflegenden zu erreichen.

1.2.12 Pflegeversicherung (SGB XI)

Die Träger von Einrichtungen sind verpflichtet, mit der vereinbarten personellen Ausstattung die Versorgung der Pflegebedürftigen jederzeit sicherzustellen. Bei Personalengpässen oder -ausfällen ist durch geeignete Maßnahmen sicherzustellen, dass die Versorgung der Pflegebedürftigen nicht beeinträchtigt wird (§ 84 SGB XI).[13]

1.2.13 Heimgesetz (landesrechtliche heimgesetzliche Regelungen)

Der Träger hat Aufzeichnungen, Belege und Unterlagen über den Betrieb eines Heims, dazu gehören auch Dienstpläne, fünf Jahre aufzubewahren, danach sind sie zu löschen.[14] Darüber hinaus können die landesrechtlichen heimgesetzlichen Regelungen weitere Vorgaben machen, z. B. Wohn- und Teilhabegesetz (WTG) – NRW (Stand 12. 01. 2021): *»Die Personaleinsatzplanung soll so gestaltet werden, dass die Mitarbeitenden regelmäßig nur im Rahmen ihrer vertraglich geregelten Arbeitszeit eingesetzt werden.«*[15]

---

[13] https://www.sozialgesetzbuch-sgb.de/sgbxi/84.html
[14] § 13 Heimgesetz: https://www.gesetze-im-internet.de/heimg/BJNR018730974.html
[15] § 4 Abs. 9 Wohn- und Teilhabegesetz (WTG) NRW, 18. 01. 2021

1.2.14 Datenschutz

Darf der Dienstplan den Mitarbeitenden per WhatsApp, die auf den Dienst-Smartphones installiert ist, mitgeteilt werden? Dürfen die Mitarbeiter ihre AU`s über WhatsApp verschicken? Welche Daten dürfen über WhatsApp verschickt werden? Es dürfen keinerlei dienstliche Daten über WhatsApp verschickt werden! Die USA gelten als unsicheres Drittland. Auf die Daten können ohne Begründung viele Bundesorgane der USA zugreifen. Außerdem werden die gespeicherten Kontakte von WhatsApp ohne Einwilligung an Facebook übermittelt.[16]

Der Dienstplan enthält personenbezogene Daten der Mitarbeitenden, in der Regel zumindest die Daten aller Kollegen im direkten Arbeitsbereich. Aus diesem Grund ist es nicht gestattet den Dienstplan zu kopieren, zu fotografieren und auch nicht in anderer Form mit nach Hause zu nehmen. Das ist nur zulässig, wenn vorher das Einverständnis aller Kollegen eingeholt oder sämtliche Angaben über die Kollegen unkenntlich gemacht werden. Es gibt heute auch schon digitale Lösungen (z. B. Apps) die nur den Zugriff auf die eigenen personenbezogenen Daten zulassen.

Der Dienstplan ist wichtig für die interne Kommunikation und das Management der Leistungserbringung. Mitarbeitende müssen wissen, wer zum Dienst eingeteilt ist und wer ggf. auch aus krankheitsbedingten Gründen wie lange ausfällt.[17] Aus diesem Grund sind sie gegenüber Dritten dem Datenschutz und zur Verschwiegenheit verpflichtet. Solange der Dienstplan in einem geschützten Bereich nur den Mitarbeitenden zur Verfügung steht, liegt kein Verstoß gegen die DSGVO vor.

1.2.15 Häufig gestellte Fragen

Gelten die in Tarifverträgen vorgesehenen Zuschlagsregelungen auch für Auszubildende?

Zulagen und Zuschläge sind sinngemäß auch auf Auszubildende anzuwenden.

Gibt es für Ostersonntag und Pfingstsonntag einen Feiertagszuschlag?

Sieht ein Tarifvertrag für gesetzliche Feiertage einen Feiertagszuschlag vor, besteht am Ostersonntag und Pfingstsonntag kein Anspruch auf Zahlung des Feiertagszuschlags, da diese beiden Tage keine gesetzlichen Feiertage sind. Gesetzliche Feiertage sind z. B.: Neujahr (1. Januar), Hl. Drei Könige (6. Januar, nicht in allen Bundesländern), Weltfrauentag (8. März, nur in Berlin), Karfreitag, Ostermontag, Tag der Arbeit (1. Mai), Christi-Himmelfahrt, Pfingstmontag, Fronleichnam (nicht in allen Bundes-

---

[16] Larsen C (2021): Unterrichtsskript DS Datenschutz. christoph.larsen@ds-larsen.de

[17] § 9h DSGVO, https://dsgvo-gesetz.de/art-9-dsgvo/

ländern), Mariä Himmelfahrt (15. August, nicht in allen Bundesländern), Weltkindertag (20. September, nur in Thüringen), Tag der Deutschen Einheit (3. Oktober), Reformationstag (31. Oktober, nicht in allen Bundesländern), Allerheiligen (01. November, nicht in allen Bundesländern), Buß- und Bettag (3. Mittwoch im November, nur in Sachsen) 1. und 2. Weihnachtsfeiertag (25. und 26. Dezember). Sieht ein Tarif- oder Arbeitsvertrag ausdrücklich einen Zuschlag für Oster- bzw. Pfingstsonntag vor, ist dieser selbstverständlich zu zahlen (Urteil vom BAG 17.03.2010, Az.: 5 AZR 317/09).

Nach wie vielen Arbeitstagen muss zwingend ein Ruhetag gewährt werden?

Zusätzlich zur täglichen Ruhezeit sieht die EU-Arbeitszeitrichtlinie innerhalb von sieben Tagen einen Ruhetag (mindestens 24 Stunden) vor. Das bedeutet aber nicht, dass nach sechs Arbeitstagen zwingend ein freier Tag gewährt werden muss. Betrachtet man einen Zwei-Wochen-Zeitraum, kann der Arbeitgeber den Ruhetag an einem beliebigen Tag gewähren, z. B. am ersten und am letzten Tag dieses Zeitraums. Damit ist es zulässig, Mitarbeitende maximal an 12 Tagen in Folge zu beschäftigen (EuGH, Urteil vom 9. November 2017, Az. C-306/16).

Müssen Mitarbeitende, wenn sie krank sind zu einem Mitarbeitergespräch erscheinen?

Arbeitgeber können gegenüber Mitarbeitenden grundsätzlich die Teilnahme an Besprechungen durchsetzen (Direktionsrecht nach § 106 GewO), doch solange Mitarbeitende arbeitsunfähig sind, können sie keine Weisungen erteilen. Das gilt für die Hauptleistungspflichten (die geschuldete Arbeitsleistung) und auch für Nebenpflichten. Ob Mitarbeitende während der Krankheit in der Lage sind, für ein Gespräch in die Einrichtung zu kommen, ist dabei unerheblich. Er/Sie muss es schlicht nicht, auch wenn er z. B. nur den Arm gebrochen hat.

Wann ist ein Mitarbeitender arbeitsunfähig erkrankt?

Arbeitsunfähig erkrankt ist ein Mitarbeitender, wenn er aufgrund der Krankheit nicht in der Lage ist, die arbeitsvertraglich vereinbarte Tätigkeit zu verrichten. Ist der Mitarbeitende arbeitsunfähig erkrankt, hat er gemäß § 3 Entgeltfortzahlungsgesetz (EFZG) einen Anspruch auf Lohnfortzahlung für die Dauer von 6 Wochen (42 Tage). Ab dem 43. Tag besteht dann in der Regel ein Anspruch auf Krankengeld (wird von der Krankenkasse gezahlt). Arbeits- und Tarifverträge können ggf. auch eine längere Lohnfortzahlung des Arbeitgebers vorsehen.

Ab wann müssen Mitarbeitende eine ärztliche Arbeitsunfähigkeitsbescheinigung (AU) dem Arbeitgeber vorlegen?

In den meisten Arbeits-/Tarifverträgen ist geregelt, dass spätestens ab dem 4. Tag der Arbeitsunfähigkeit eine ärztliche Arbeitsunfähigkeitsbescheinigung vorzulegen ist. Hier lohnt ein Blick in den Arbeits- oder Tarifvertrag. Arbeitgeber können grundsätzlich aber auch ab dem 1. Tag der Arbeitsunfähigkeit ein ärztliches Attest verlangen. So lange der Mitarbeitende keine AU-Bescheinigung vorlegt, kann der Arbeitgeber den Arbeitslohn zurückbehalten.

Was gilt für die Krankschreibung von Minijobbern?

Minijobber haben gemäß Entgeltfortzahlungsgesetz auch Anspruch auf Lohnfortzahlung bis zu 6 Wochen bei Krankheit. Der Nachweis der Arbeitsunfähigkeit erfolgt anlog der Regelung der anderen Mitarbeitenden. Für kurzfristige Aushilfen, deren Arbeitsverhältnis auf insgesamt unter 4 Wochen angelegt ist, sieht das Lohnfortzahlungsgesetz generell keine Lohnfortzahlung im Krankheitsfall vor. Kurzfrist-Aushilfen bekommen auch kein Krankengeld von der Krankenkasse. Zusätzlich zur Lohnfortzahlung sind bei Krankheit die Sonn- und Feiertagszuschläge weiterzuzahlen (Urteil Bundesarbeitsgericht Az. AZR 89/08).

Was kosten den Arbeitgeber Verstöße gegen das ArbZG, MuSchG und JArbSchG?

Viele Vorschriften des Arbeitszeit-, Mutterschutz- und Jugendarbeitsschutzgesetzes betreffen die Arbeitszeit. Der Länderausschuss für Arbeitsschutz und Sicherheitstechnik hat in einem Bußgeldkatalog empfindliche Geldstrafen für die Arbeitgeber festgelegt[18], z. B.

- fällt die Ruhepause komplett aus, werden 400 Euro fällig – natürlich immer pro Mitarbeitendem,
- zeichnet der Arbeitgeber die Arbeitszeiten nicht auf, kostet das den Arbeitgeber pro Mitarbeitendem 1.600 Euro,
- usw. (▶ Kap. 1.2.7).

Kann der Arbeitgeber anordnen, dass ich in der Einrichtung bleibe, auch über die Grenzen des Arbeitszeitgesetzes hinaus?

Hierzu kann der Gesetzgeber aktuell, für einen begrenzten Zeitraum, Verordnungen erlassen. Die bis zum 30. 06. 2020 befristete CoViD-19-Arbeitszeitverordnung des Bundesministeriums für Arbeit und Soziales (BMAS) vom 09. 04. 2020 sah z. B. eine höchstzulässige tägliche Arbeitszeit von 12 Stunden und eine Verkürzung der Ruhezeit um 2 Stunden für die Pflege, Betreuung und Versorgung von Personen vor.

Kann der Arbeitgeber anordnen, dass Mitarbeitende in der Einrichtung übernachten, also die gesetzlichen Ruhezeiten in der Einrichtung verbringen?

Nein. Eine Anwesenheitspflicht ist nur bei bezahltem Bereitschaftsdienst gegeben.

---

[18] Vgl. https://lasi-info.com/publikationen/lasi-veroeffentlichungen?tx_ikanoslasipublications_publications%5Baction%5D=show&tx_ikanoslasipublications_publications%5Bcontroller%5D=Publication&tx_ikanoslasipublications_publications%5Bpublication%5D=24&cHash=ea39a3cba66a52ca06767001dccdf5fe

2 Rahmenbedingungen für den Personaleinsatz in Pflegeeinrichtungen

Der Mangel an Mitarbeitenden in der Pflege ist nicht erst seit der Corona-Pandemie in allen Bereichen vorhanden. Es gibt nicht nur viel zu wenig Mitarbeitende; zudem sind professionell Pflegende im Vergleich zu anderen Berufsgruppen auch noch überdurchschnittlich häufig krank und müssen öfter frühverrentet werden. Der BARMER Pflegereport 2020 zeigt deutlich die Belastungen der beruflich Pflegenden und die daraus resultierenden gesundheitlichen Folgen auf. Der Personalmangel führt dazu, dass die Mitarbeitenden früher in Rente gehen oder aufgrund von Krankheiten ausfallen. In den Jahren 2016 und 2018 waren, laut BARMER-Pflegereport 2020 - erstellt von Prof. Dr. Heinz Rothgang, 8,7 Prozent aller Assistenzkräfte und 7,2 Prozent der Fachpersonen in der Altenpflege krankgeschrieben, in anderen Berufen lag der Krankenstand im Durchschnitt bei 5 Prozent. Vor allem psychische Probleme sowie Muskel-Skelett-Erkrankungen machen den Mitarbeitenden in der Pflege zu schaffen.[19] *»Wenn die Mitarbeitenden nicht überdurchschnittlich häufig krank wäre, könnten 50.000 Pflegebedürftige zusätzlich versorgt werden.«*[20]

Bessere Arbeitsbedingungen, z. B. familienfreundliche Arbeitszeiten und eine bessere tarifliche Bezahlung, könnten einen erheblichen Beitrag dazu leisten, dem Mangel an Mitarbeitenden in der Altenpflege zu begegnen. Laut BARMER Pflegereport 2020 könnten so rechnerisch 26.000 Mitarbeitende in der Altenpflege mehr zur Verfügung stehen, was rund ein Viertel der in der Altenpflege fehlenden 120.000 Stellen ausmacht. Nach § 84 Abs. 6 SGB XI sind die Träger der Einrichtungen verpflichtet, mit der vereinbarten personellen Ausstattung die Versorgung der Pflegebedürftigen jederzeit sicherzustellen (365 Tage jeweils 24 Stunden!). Auch bei Personalengpässen und -ausfällen darf die Versorgung nicht beeinträchtigt werden und ist durch geeignete Maßnahmen sicherzustellen. Die Mitarbeitenden sind bestimmungsgemäß einzusetzen.[21]

---

[19] BARMER (2020): Pflegereport 2020. https://magazin.barmer.de/barmer-pflegereport-2020/

[20] Ebd.

[21] Vgl. Müller 2020

Der Anteil der Personalkosten an den Gesamtkosten der Einrichtungen beträgt ca. 65–75 Prozent. Dauerhaft können nicht mehr Mitarbeitende eingesetzt werden, als die wirtschaftliche Leistungsfähigkeit, die sich insbesondere aus den Einnahmen (Leistungsentgelte) ergibt, zulässt. Deshalb sind einerseits leistungsgerechte Entgelte (und damit auch eine entsprechende Ausstattung mit Mitarbeitenden) in den Pflegesatzverhandlungen mit den Kostenträgern zu vereinbaren, andererseits ist ein optimierter Einsatz der Mitarbeitenden notwendig.

2.1 Personalbedarf

Pflegeschlüssel oder Personalschlüssel beschreiben das Brutto-Verhältnis von Pflegemitarbeitenden zu Bewohnern. Der Personalschlüssel gibt Auskunft darüber, wie viele Vollzeitmitarbeitende täglich (24 Stunden/7 Tage) für Pflege (Brutto!) zur Verfügung stehen. Von Bundesland zu Bundesland unterscheiden sich die Personalschlüssel erheblich, obwohl die zu erbringenden Leistungen gleich sind (!).

Wie viel Zeit (Personalressource) für die Versorgung eines pflegebedürftigen Menschen benötigt wird, ergibt sich nicht konkret aus den Pflegegraden. Hier sind Pflegeeinrichtungen gut beraten, den tatsächlichen Aufwand nachvollziehbar zu erfassen und in Pflegesatzverhandlungen darzulegen, um ggf. zu Sondervereinbarungen zu kommen. Wesentliche Aufgabe der Pflegeeinrichtung ist aber auch in eigener Verantwortung die Einnahmen der Einrichtung in den Blick zu nehmen, d. h. einerseits ein aktives Pflegegradmanagement zu betreiben und jeweils zeitnah die richtige Einstufung zu überprüfen und andererseits darauf zu achten, nur die vereinbarten und notwendigen Leistungen zu erbringen. Alle Leistungen, die über das Maß des Notwendigen hinausgehen, sind über den Stellenschlüssel nicht abgedeckt. Hier sieht das Pflegeversicherungsgesetz ausdrücklich vor, bei Bedarf Zusatzleistungen erbringen zu können (§ 88 SGB XI), die dann den pflegebedürftigen Personen jeweils gesondert in Rechnung gestellt werden. Die Pflegeversicherung und die Sozialhilfeträger übernehmen diese Kosten aber ausdrücklich nicht. Aus den Zusatzeinnahmen können Pflegeeinrichtungen dann über den genehmigten Stellenschlüssel hinaus zusätzliche Mitarbeitende beschäftigen und finanzieren, um diese zusätzlichen Leistungen erbringen zu können. Stationäre Langzeitpflegeeinrichtungen sind gut beraten, im Rahmen des Belegungsmanagements auf einen günstigen Pflegegradmix und auf die vorhandenen Leistungskapazitäten der Einrichtung zu achten. Müssen viele Bewohner von jeweils zwei Pflegemitarbeitern gleichzeitig versorgt werden, erfordern viele Bedarfskonstellationen eine zeitintensive Pflege und leben in der Einrichtung viele Menschen mit kognitiven Einschränkungen, dann ist das mit dem allgemein vorgesehenen Personalschlüssel in der Regel, ohne Qualitätseinbußen und ständige Überlastung der Pflegemitarbeitenden, nicht zu schaffen.

Wie kann sich die Personalsituation in den Pflegeeinrichtungen verbessern? Einerseits müssen die Kostenträger mehr Stellen als bisher finanzieren, andererseits ist der Arbeitsmarkt in der Pflege so gut wie leergefegt! Mit viel Getöse wurden 13.000 zusätzliche Fachkraftstellen 2018 in das Pflegepersonal-Stärkungsgesetz (PpSG) gegossen, das zum 01. 01. 2019 in Kraft getreten ist. Einrichtungen konnten über den vereinbarten Personalschlüssel hinaus ein bis zwei Mitarbeitende zusätzlich finanziert bekommen. In der Praxis stellte sich diese gut gemeinte Idee aber als Flop heraus. Bis Ende 2020 konnten nicht einmal 25 Prozent dieser Stellen mit pflegerischen Fachpersonen besetzt werden. Ende November 2020 hat der Deutsche Bundestag dann das Gesetz zur Verbesserung der Gesundheitsversorgung und Pflege (GPVG) beschlossen. Das Gesetz sieht als ersten Schritt einer zukünftigen neuen Personalbemessung (Modell von Prof. Rothgang) 20.000 zusätzliche Assistentenstellen vor. Das bedeutet, dass Pflegeeinrichtungen über den vereinbarten Personalschlüssel hinaus zusätzliche Assistentenstellen besetzen können. Gleichzeitig soll damit eine Qualifizierungsoffensive gestartet werden. Das GPVG sieht vor, dass der Vergütungszuschlag jetzt auch für Fachpersonen aus dem Gesundheits- und Sozialbereich (z. B. Altentherapeuten, Heilerziehungspfleger, Sozialarbeiter und -pädagogen usw.) genutzt werden kann.

Wie viele zusätzliche Stellen eine Einrichtung erhalten kann, errechnet sich aus festen Personalschlüsseln anhand der Bewohnerzahl und ihrer Pflegegrade. Voraussetzung für die Finanzierung durch die Pflegekassen ist, dass die Assistentenstellen zusätzlich und außerhalb der vereinbarten Personalschlüssel vorgehalten werden. Für die Einrichtungen wird es also insbesondere darum gehen, verstärkt Pflegeassistenten einzustellen und diese weiter zu qualifizieren. In diesem Zusammenhang müssen die Einrichtungen auch die Arbeitsverteilung neu überlegen, was sich zukünftig ggf. auch auf das Arbeitszeitmodell und den Personaleinsatz/die Dienstplanung auswirken wird. Folgende Fragen sind von den Verantwortlichen in den Blick zu nehmen:

- Wie müssen die Aufgaben auf die unterschiedlichen Qualifikationsniveaus in der Pflege verteilt werden? Wer ist wofür zuständig?
- Welchen Personalbedarf hat die Einrichtung bezüglich der unterschiedlichen Qualifikationsniveaus?

2.1.1 Pflegenotstand könnte auf einen Schlag beseitigt sein

Experten gehen davon aus, dass in der Altenpflege etwa 100.000 bis 130.000 Vollzeitstellen fehlen, um anständige Arbeitsbedingungen und eine menschenwürdige Pflege zu ermöglichen. In einer Studie hat Professor Heinz Rothgang (Universität Bremen) den Personalmehrbedarf ermittelt. Er spricht allerdings davon, dass man die fehlenden Stellen nicht auf einen Schlag besetzen könnte und dass der Stellenaufbau und die Sicherstellung der Refinanzierung daher schrittweise vonstattengehen sollten.

Offenbar gibt es aber schon jetzt genügend Potenzial, über 100.000 Pflegestellen zu besetzen. Wenn alle Teilzeitkräfte ihre Stunden aufstocken und alle Berufsflüchtlinge zurückkehren würden, stünden plötzlich etwa 170.000 Vollzeitkräfte zur Verfügung. Wichtige Voraussetzung hierfür ist aber, dass sich die Arbeitsbedingungen und Bezahlung, die Wertschätzung durch Vorgesetzte und die Personalbemessung in der Pflege zunächst einmal verbessern müssen.

2.2 Ermittlung der Soll-Arbeitszeit

In den meisten Arbeitsverträgen ist eine Wochenarbeitszeit angegeben. Die meisten Einrichtungen arbeiten aber mit einem Monatsplan. Das bedeutet: Die Monatsarbeitszeit pro Mitarbeitendem muss ermittelt werden. Die Monate sind unterschiedlich lang (28 bis 31 Tage), nur der Februar (außer im Schaltjahr) entspricht exakt 4 Wochen. Ist das Umrechnungsverfahren für alle transparent und gibt es eine Vereinbarung zur Umrechnungsmethode?

Sie können die Soll-Arbeitszeit z. B. für jeden Monat entsprechend den Tagen exakt ermitteln, oder mit dem Durchschnittswert pro Monat von 30,42 Tagen (in Schaltjahren 30,5 Tage) rechnen. Rechnet die Einrichtung mit dem Durchschnittswert der Wochen pro Monat im Jahr, dann lautet der Durchschnittswert 4,35.

Die Formel zur Berechnung der monatlichen Soll-Arbeitszeit auf der Basis einer vereinbarten Wochenarbeitszeit lautet: Kalendertage geteilt durch 7-mal vereinbarte Wochenarbeitszeit.

Beispiel **Wochenstunden und Soll-Arbeitszeit**

Im Arbeitsvertrag sind 40 Wochenstunden vereinbart. Der Monat hat 31 Tage, Wie hoch ist die Soll-Arbeitszeit in diesem Monat?
31 Tage geteilt durch 7 = 4,43 x 40 Stunden = 177,2 Stunden =
Soll-Vorgabe 177 Stunden (gerundet)

Im Arbeitsvertrag sind 40 Wochenstunden vereinbart. Der Monat hat 31 Tage. Der Mitarbeiter tritt die Stelle erst zum 17. des Monats an. Wie ist die Soll-Arbeitszeit in diesem Monat?
40 Wo-Std. geteilt durch 7 = durchschnittlich pro Tag 5,71 Stunden x 15 Tage (17.–31.) = 85,65 Stunden = Soll-Vorgabe 86 Stunden (gerundet).

Die Soll-Stunden-Vorgabe in Monaten mit Wochenfeiertagen wird oft uneinheitlich gehandhabt: Viele Einrichtungen ziehen die Stunden für den Wochenfeiertag bereits im Vorfeld pauschal von der Soll-Arbeitszeit ab. Diese Praxis ist laut ständiger Rechtsprechung des Bundesarbeitsgerichts nicht korrekt, wenn diese Regelung nicht ausdrücklich im Tarif- oder Arbeitsvertrag vorgesehen ist.

Info
Wochenfeiertage bleiben bei der Berechnung der monatlichen Soll-Arbeitszeit ohne anderslautende Vereinbarung unberücksichtigt.

2.3 Wann können/möchten Sie arbeiten?

Das Wichtigste für eine wirtschaftliche Einsatz-Planung der Mitarbeitenden sind flexible Arbeitszeitmodelle. Entscheidend ist, wann es den Mitarbeitenden möglich ist zu arbeiten. Daraus leitet sich der mögliche Beschäftigungsumfang ab. Nicht alle Mitarbeitenden sind gleich und entsprechend differenziert sind ihre möglichen Einsatzzeiten. Kann der Mitarbeitende im Rahmen seiner priorisierten Arbeitszeiten eingesetzt werden, steigert das seine Zufriedenheit, senkt häufig die Fehlzeiten und ist ein guter Beitrag zur Bindung des Mitarbeitenden an die Einrichtung.

	06:00 bis 07:00 Uhr	07:00 bis 08:00 Uhr	08:00 bis 09:00 Uhr	09:00 bis 10:00 Uhr	10:00 bis 11:00 Uhr	11:00 bis 12:00 Uhr	12:00 bis 13:00 Uhr	13:00 bis 14:00 Uhr
Mo	X	X	O					
Di	X	X	O					
Mi	X	X	O					
Do	X	X	O					
Fr	X	X	O					
Sa	O	O	X	X	X	X	X	X
So	O	O						

Legende: X = es ist nicht möglich zu arbeiten, O = »im Notfall kann ich arbeiten«

Abb. 4: Priorisierte Mitarbeitereinsatzzeiten

Mitarbeitende können auf dem Bogen (▶ Abb. 4) kenntlich machen, welches ihre priorisierten Arbeitszeiten sind, wann sie im Ausnahmefall arbeiten können und wann ein Einsatz nicht möglich ist. Pflegeeinrichtungen bieten heute teilweise für Mitarbeitende recht individuelle Möglichkeiten und flexible Arbeitszeitmodelle an, wie das Beispiel der Knappschaft Kliniken, Klinikum Westfalen, Dortmund zeigt.

Beispiel **Pilotprojekt »½ ganzes Jahr«**

Zeit für die Familie haben, jeden Tag ausschlafen, weit entfernte Länder bereisen, Zeit für sich selbst genießen, zur Ruhe kommen... Damit diese und weitere Wünsche Wirklichkeit werden können, hat das Klinikum Westfalen jetzt das Pilotprojekt »½ ganzes Jahr« ins Lebens gerufen. Dreijährig staatlich anerkannte Pflegefachkräfte (Pflegefachfrauen/Pflegefachmänner, Gesundheits- und Krankenpfleger*innen oder Altenpfleger*innen) können ½ Jahr lang die Hälfte ihres Gehaltes einsparen (Arbeitsphase) und das zweite halbe Jahr von ihrer Tätigkeit im vollen Umfang freigestellt werden. In dieser Freizeitphase erhalten sie die angesparte Hälfte ihres Gehalts weiter ausgezahlt.
Neben diesem Projekt bieten wir weitere flexible Arbeitszeitmodelle an, die individuell kombiniert werden können.

* Vgl. https://www.klinikum-westfalen.de/Inhalt/Karriere/Pflege/_Ein_halbes_ganzes_Jahr.php

Einrichtungen, die Mitarbeitenden individuelle Arbeitszeitangebote machen, haben weniger Probleme Mitarbeitende zu gewinnen.

	14:00 bis 15:00 Uhr	15:00 bis 16:00 Uhr	16:00 bis 17:00 Uhr	17:00 bis 18:00 Uhr	18:00 bis 19:00 Uhr	19:00 bis 20:00 Uhr	20:00 bis 21:00 Uhr	21:00 bis 22:00 Uhr	22:00 bis 23:00 Uhr
				O	X	X	X	X	X
				O	X	X	X	X	X
				O	X	X	X	X	X
				O	X	X	X	X	X
				O	X	X	X	X	X
	X	X	X	X	O	O	O	O	O
								O	O

(nach Sießegger T (2009): PDL-Praxis 10/2009, Vincentz, Hannover)

2.4 Workforce Management (WFM)

Es ist wichtig, dass der richtige Mitarbeitende zum richtigen Zeitpunkt am richtigen Ort eingesetzt ist. Workforce Management kann dabei helfen und ist ein umfassendes Modell: Von der vorausschauenden Bedarfsermittlung über die Einsatzplanung und das Arbeitszeitmanagement bildet WFM die Basis, um z. B. Arbeitszeitflexibilisierung effizient und nachhaltig umzusetzen, die Work-Life-Balance der Mitarbeitenden zu verbessern und der Einrichtung insgesamt bessere Steuerungsmöglichkeiten zu bieten. Vielfältige Aufgaben können so effizienter und zielorientierter erledigt werden, z. B. überprüfen von Arbeitszeiten, bewerten, auswerten und weiterleiten an externe Systeme (z. B. Lohnbuchhaltung), beantragen und verwalten z. B. von Überstunden, Fehlzeiten und Urlauben.

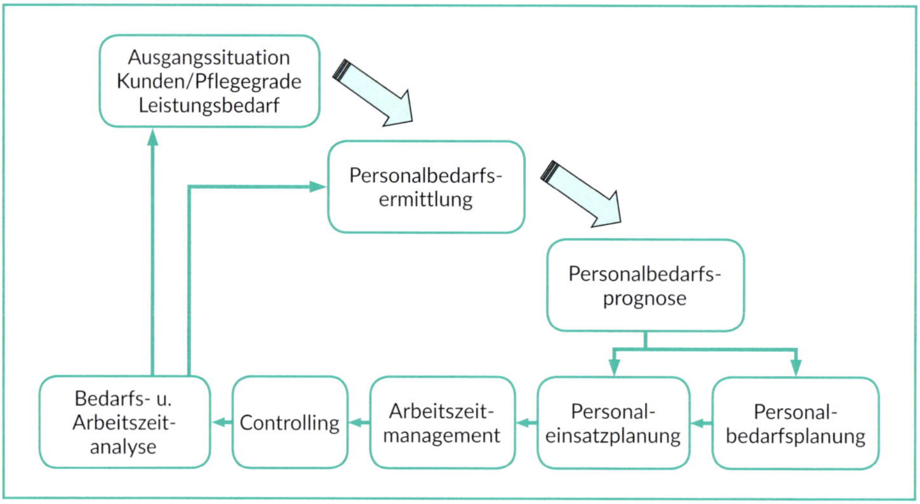

Abb. 5: Das Workforce Management-Modell

Personaleinsatzplanung ist die konkrete Zuordnung der Mitarbeitenden zu einem Bedarf. In der Kapazitätsplanung werden den Bedarfen abstrakte Kapazitäten (Anzahl Stunden) gegenüber gestellt. In der Einsatzplanung der Mitarbeitenden werden nun den einzelnen Bedarfen (je Qualifikation bzw. Arbeitsplatz oder Tätigkeit) konkrete Mitarbeitende zugeordnet. Dies kann man auf unterschiedlichste Weise erreichen. Bei konstanten Bedarfen erfolgt dies in der Regel über einen rollierenden Schichtplan, bei stark schwankenden Bedarfen wird oft von Woche zu Woche ein neuer Dienstplan/Einsatzplan erstellt. Prozesse der Einsatzplanung können recht unterschiedlich sein und hängen von Vertrauen, Eigenverantwortung und Reife der Mitarbeitenden ab. Von der starren, zentralgesteuerten direktiven Einsatzplanung/Schichtplanung durch die Leitungsebene (PDL), über dezentral gesteuerte, direktive Einsatzplanung (z. B. WBL), über direktive Einsatzplanung mit Berücksichtigung der

Wünsche von Mitarbeitenden bis hin zur eigenverantwortlichen Selbstverplanung unter Einhaltung bestimmter Rahmenbedingungen durch die Mitarbeitenden, ist alles möglich. Wichtig ist das Ergebnis: Wer arbeitet von wann bis wann an welchem Arbeitsplatz (mit welchem konkreten Arbeitsauftrag). Eine effektive Steuerung des Einsatzes ist nur möglich, wenn im Nachhinein kontrolliert wird, inwieweit Prognose und Einsatzplanung präzise und bedarfsgerecht waren.

Weicht der tatsächliche Bedarf stark vom prognostizierten Bedarf ab, muss analysiert werden, ob diese Abweichung ggf. vorhersehbar gewesen wäre oder nicht. Wenn ja, muss der Prognoseprozess dahingehend verbessert werden, um zukünftig diese Art der Abweichung zu vermeiden. Gleiches gilt dafür, wenn die Einsatzplanung nicht den tatsächlichen Bedarf decken konnte. Auch hier muss die Ursache analysiert werden. Waren überdurchschnittlich viele Mitarbeitende krank oder behinderten ggf. ineffiziente Arbeitsabläufe das Ergebnis? Hätte dies vorhergesehen oder verhindert werden können? Wenn ja, müssen geeignete Maßnahmen getroffen werden, die sicherstellen, dass die verursachenden Faktoren in der zukünftigen Planung berücksichtigt und entsprechende Maßnahmen ergriffen werden.

2.5 Brutto- und nettobasierte Planung[22]

Eine Personalplanung, die keinen Ersatz bei Personalausfällen vorsieht, führt zu Überlastung bei den Mitarbeitenden, Frust und Demotivation durch ständiges Einspringen und häufig auch zu mangelhafter und unvollständiger Leistungserbringung für die pflegebedürftigen Menschen.

> Eine verlässliche Dienstplanung ist ohne ein systematisches Ausfallzeitenmanagement nicht zu erreichen.

Das Problem: Bei der Dienstplanung wird häufig die Arbeitszeit der Mitarbeitenden komplett für den ganzen Monat verplant (brutto), ohne eine Reserve für Krankheitsausfälle, Urlaub, Fortbildung etc. zu berücksichtigen. Ein verlässlicher Dienstplan sieht ein Ausfallmanagement für planbare und unplanbare bezahlte Abwesenheiten vor und berücksichtigt eine realistisch kalkulierte Ausfallquote. Die nettobasierte Dienstplanung ist eine Möglichkeit der Dienstplanung unter Berücksichtigung realistischer bezahlter Abwesenheiten der Mitarbeitenden.

[22] Vgl. Ganz W (2018): Strategisches Dienstplanmanagement. 2. Aufl. Vincentz, Hannover

Info
Die Dienstplanung soll grundsätzlich nettobasiert erfolgen. Als Nettoarbeitszeit bezeichnet man die Zeit, in der ein Mitarbeitender konkret zur Arbeitsleistung zur Verfügung steht. Bruttoarbeitszeit umfasst neben der Zeit der konkreten Arbeitsleistung (Nettoarbeitszeit) auch die bezahlten Zeiten, in denen Mitarbeitende nicht zur Arbeitsleistung zur Verfügung stehen, z. B. Zeiten für Urlaub, Krankheit, Kur, Fortbildung, MAV-/Betriebsratstätigkeit, Betreuungszeit für erkranktes Kind usw.

Ein Faktor, der sich besonders auf die bezahlten Abwesenheiten auswirkt, sind die Krankheitstage der Mitarbeitenden, denn für die ersten 42 Krankheitstage hat der Arbeitgeber in der Regel Lohnfortzahlung zu leisten (ggf. erhält er aber eine teilweise Erstattung der Kosten [Aufwendungsausgleichsgesetz (AAG)/Umlageverfahren U1]). Eine krankheitsbedingte Abwesenheitsquote von unter 5 Prozent (bezogen auf die Lohnfortzahlung – also ohne Langzeiterkrankte) liegt im Normbereich, steigt die Quote auf 10 Prozent oder mehr ist das für die Pflegeeinrichtung fatal.

2.5.1 Vom Brutto zum Netto

Der Planer muss wissen, welches Planungsvolumen (Mitarbeiterstunden) zur Verfügung steht. Der häufigste Fehler in der Praxis besteht immer noch darin, dass »Brutto« und nicht »Netto« geplant wird, obwohl uns der Rahmenvertrag (§ 75 SGB XI) vorgibt, einen Dienstplan »unter Berücksichtigung der Ausfallzeiten« zu erstellen. Nur die Nettoarbeitszeit steht für die tatsächliche Arbeitsleistung (am Tag, in der Woche, im Monat, im Jahr) zur Verfügung. Es darf aber keinen pauschalen Abzug für Ausfallzeiten geben, sondern jede Pflegeeinrichtung muss intern selbst die Ausfallquote ermitteln.

Nun stellt sich für den Planer die Frage: Was ist in welchem Umfang in Abzug zu bringen? Folgende Fehlzeiten/Ausfallzeiten (bezahlte Abwesenheiten) sind zu beachten:
- Urlaub
- Krankheit/Kind krank
- Fortbildungen und Teambesprechungen
- Zeiten für Betriebsrat/Mitarbeitervertretung/Stellenanteil für PDL, ggf. Hygiene, QM und sonstige Funktionsstellen
- Ausgleich für Wochenfeiertage

Die Fehl-/Ausfallzeiten sind individuell für jede Pflegeeinrichtung und idealerweise für jeden Arbeitsbereich, für den ein Dienstplan erstellt wird, als Planungsgrundlage zu ermitteln. Unter Einbeziehung des Abzugs für Wochenfeiertage sind vom Brutto im Durchschnitt ca. 25 bis 27 Prozent abzuziehen, um die zur Verfügung stehende Nettoarbeitszeit zu ermitteln. Die bedarfsunabhängige Bruttoplanung führt im Ergebnis zu einem stetigen Aufbau von Überstunden, zu einer wachsenden Unzufriedenheit der Mitarbeitenden und zum Anstieg der Krankheitsquote. Im Rahmen der nettobasierten Dienstplanung werden die Arbeitszeitanteile für Urlaub, Fortbildung, Krankheit usw. nicht als Regelarbeitszeiten verplant.

»Am einfachsten und nachvollziehbar lässt sich die Verfügbarkeit von Brutto- und Nettoarbeitszeit mit dem eigenen Gehalt vergleichen: Wird das Brutto- oder das Nettogehalt auf das Konto der Mitarbeitenden überwiesen? Möglicherweise gibt es Monate, in denen jemand mehr Geld ausgibt, als sein Nettogehalt grundsätzlich ermöglicht. Das mag einige Zeit gut gehen – das dicke Ende kommt später. Bei der Arbeitszeit spielt sich analog das Gleiche ab: Wird über den Dienstplan versucht, ständig die Brutto-Arbeitszeit zu verplanen, so äußert sich das auf jeden Fall

- *in Form einer massiven Anhäufung von Überstunden*
- *sowie im erheblichen Ansammeln von Urlaubsbeständen.*

Beides zusammen sind Indizien für eine verfehlte Dienstplangestaltung, welche auf der Planung nach Brutto-Arbeitszeiten basiert.«[23]

Nur die Nettostunden der evtl. unbesetzten Stellen dürfen vorübergehend mit verplant werden. Die Netto-Arbeitszeit umfasst die Aufgaben der »direkte Pflege« (Grundpflege), die »Mitarbeit bei ärztlicher Therapie und Diagnostik« (Behandlungspflege) und indirekte Zeiten, z. B. für Pflegemanagement, Pflegeorganisation, Pflegedokumentation usw. Ein wichtiges Qualitätsmerkmal der Dienstplanung besteht in der Übereinstimmung zwischen den verfügbaren (Nettostunden) und dem geplanten Stundenkontingent. Die Folgen sind

- so gut wie keine Überstunden für die Mitarbeitenden und
- ausreichende Erholungszeiten für die Mitarbeitenden.

Die zu Verfügung stehenden Mitarbeitendenstunden (Anwesenheitszeit), der notwendige Leistungsbedarf der Bewohner (Netto-Pflege-Stunden), die notwendigen Zeiten für indirekte Leistungen im Zusammenhang mit den Kernprozessen der Leistungserbringung und die Zeiten, wann die Bewohner einen entsprechenden Unterstützungsbedarf haben bzw. Leistungen wünschen, bilden die Grundlagen für die Personaleinsatzplanung.

---

[23] Vgl. Wipp M (2016): Die dritte Dimension. Dossier 07 Dienstplanung, Vincentz, Hannover, S. 14–19

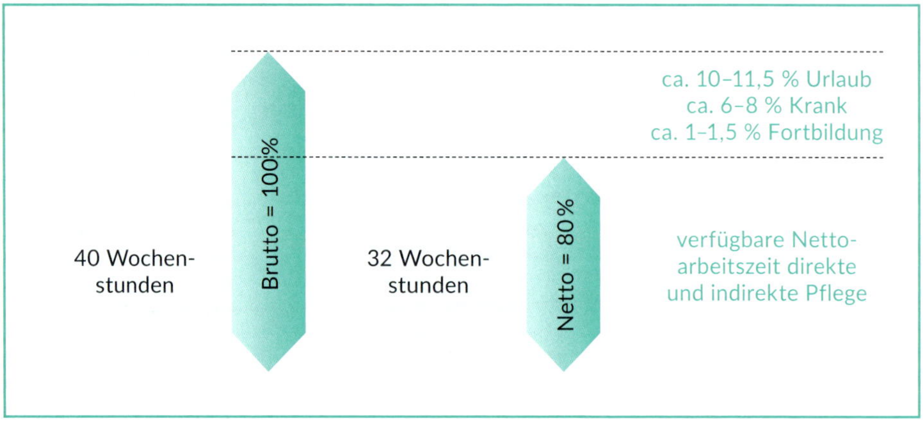

Abb. 6: Die Brutto-/Netto-Arbeitszeit.

2.5.2 Ansatz- und Rechenfehler[24]

Die Bandbreite der tatsächlich möglichen durchschnittlichen Arbeitstage (in der 5-Arbeitstage-Woche) schwankt erfahrungsgemäß zwischen 180 und 210 Tagen pro Jahr! Häufig fehlen in den Nettoarbeitszeitberechnungen auch die organisatorischen Abwesenheiten (z. B. für Besprechungen, Betriebsrat/MAV usw.). In der Planung werden darüber hinaus mathematische Zwänge missachtet, z. B. bei der Planung freier Tage und insbesondere freier Wochenenden. Die durchschnittliche Quote für bezahlte Abwesenheiten liegt bei ca. 20 bis 23 Prozent.

Das Prinzip der nettoarbeitszeitbasierten Dienstplanung funktioniert im Grunde wie ein Sparbuch. Mit den bezahlten Abwesenheiten ist es dabei wie mit den Pflichtausgaben im privaten Bereich: Einige davon fallen unregelmäßig an. Damit man in diesen Monaten nicht das Konto überziehen muss, müssen diese Beträge in den Monaten ohne besondere Verpflichtungen anteilig angespart werden.

Die Netto-Arbeitszeit ist also die um die durchschnittlichen statistischen Ausfallzeiten infolge von Krankheit, Urlaub, Fortbildungen etc. reduzierte vertraglich geschuldete Arbeitszeit (bezahlte Abwesenheitszeiten). Der Mitarbeitende steht für die Leistungserbringung nicht zu Verfügung, erhält aber für diese Zeiten die Vergütung weitergezahlt. Nur die bereinigte Netto-Arbeitszeit steht für die direkte und indirekte Betreuung und Pflege zur Verfügung.[25]

[24] Ebd.

[25] Ebd.

Wie wird die einrichtungsspezifische Ausfallzeit ermittelt?

Grundlage für die Ermittlung der zur Verfügung stehenden »Netto-Arbeitszeit« ist die mit den Mitarbeitenden vereinbarte Bruttoarbeitszeit. Von der insgesamt vereinbarten Bruttoarbeitszeit der Mitarbeitenden werden die Feiertage (unterschiedliche Regelungen in den Bundesländern), Urlaubstage, Krankheitstage, Ausfallzeiten wegen Kur, Erkrankung des Kindes, Fortbildung und organisatorische Abwesenheiten abgezogen. Die entsprechenden Zahlen, Daten und Fakten liegen in der Regel in der Personalabteilung vor. Mithilfe der Dreisatz-Formel ist es möglich den Prozentwert der bezahlten Abwesenheitsquote (einrichtungsspezifische Ausfallzeit) zu ermittelt:

100-mal bezahlte Abwesenheitsstunden geteilt durch die Gesamtzahl der vereinbarten Arbeitsstunden = x %

Beispielrechnung:
Vereinbarte Jahresarbeitsstunden: 41.600 Stunden
gesamt bezahlte Jahres-Abwesenheitsstunden in der Einrichtung: 4160 Stunden
Abwesenheitsquote x %?
Formel: 100 x 4160/41600 = 10 %

Beispielrechnungen (fiktiv)

Berechnung der Personalausfallquote

Vereinbarte Arbeitszeit: 8 Stunden täglich, 5-Arbeitstage-Woche
365 – 104 Tage (52 x Samstag/Sonntag) = 261 Tage – 10 Wochenfeiertage = 251 Tage
Insgesamt 15 Vollzeitstellen x 251 Tage = 3.765 Tage Arbeitstage (brutto)
Bezahlte Abwesenheitszeiten der Mitarbeitenden insgesamt:
Urlaub 450 Tage + 270 Krankheitstage (berücksichtigt werden nur die Tage mit Lohnfortzahlung) + 75 Fortbildungstage + sonstige bezahlte Abwesenheiten 40 Tage = 835 Tage bezahlte Abwesenheit = 2.930 Arbeitstage (netto)

Formel für Fehlzeitenquote = geteilt durch Jahresarbeitszeit x 100 %

835 : 3.765 = **22,71 % Personalausfallquote**
Der durchschnittliche Wert in Pflegeeinrichtungen liegt zwischen 20 und 23 % Personalausfallquote.

Berechnungsbeispiel vom Netto zum Brutto
Kalkulierte Personalausfallquote 25 %
Berechnung des Ausfallfaktors = 100 : (100 – 25 %)/**der Ausfallfaktor beträgt 1,33**
Der **Nettobedarf** an Leistungsstunden beträgt **1200 Stunden x 1,33 = 1.596 Bruttostunden**

Bezogen auf den einzelnen Mitarbeitenden (oder für alle Mitarbeitenden eines Bereichs oder der Einrichtung) kann jetzt die zu verplanende Netto-Arbeitszeit ermittelt werden:
Wochenarbeitsstunden (Stellenanteil x Wochenstunden einer Vollzeitstelle) minus Quote der einrichtungsbezogenen Ausfallzeiten = Nettoarbeitszeit.
Beispielrechnung
Vollzeitstelle: 40 Wochenstunden
Stellenumfang Mitarbeitender: 75 % = 30 Wochenstunden
Ausfallzeit: 10 %
Nettoarbeitszeit Mitarbeitender: 27 Wochenstunden (entspricht 3,86 Stunden täglich)
Formel: 0,75 x 40 - 10 % = 27

Bei der Berechnung der im Arbeitsbereich zur Verfügung stehenden Nettostunden müssen ggf. auch noch Zeiten oder Stellenanteile berücksichtigt werden, die für bereichsübergreifende Aufgaben benötigt werden und damit den einzelnen Bereichen nicht zur Verfügung stehen.

Berechnungsformel
Summe der bereichsübergreifenden VK-Stellen geteilt durch Anzahl der Bewohner der gesamten Einrichtung mal Anzahl der Bewohner im Arbeitsbereich = Umlageschlüssel.
Beispielrechnung
Summe bereichsübergreifende VK-Stellen: 3 Vollzeitstellen (VZÄ)
Anzahl der Bewohner der gesamten Einrichtung: 80 Bewohner
Anzahl der Bewohner im Arbeitsbereich: 20 Bewohner
Formel: 3/80 x 20 = 0,75 Vollzeitstellen
Dem Bereich stehen damit 30 Brutto-Wochenstunden (bei einer 40-Stunden-woche) weniger zur Verfügung.

Tab. 2: Nettoarbeitszeitberechnung am Beispiel eines ambulanten Pflegedienstes (fiktiv und gerundet)

Mitarbeitender(Vollzeit) 5-Arbeitstagewoche mit 40 Stunden	Jahr (12 Monate) Stunden	Monat (4,34 Wochen) Stunden	Woche (40 Stunden) Stunden
Jahresarbeitszeit (40 x 52,14 Wochen)	2.086 Stunden	174 Stunden	40 Stunden
abzüglich 10 Wochenfeiertage	80 Stunden	Entspricht 19,2 % bezahlte Abwesenheit	
abzüglich 30 Tage Urlaub	240 Stunden		
abzüglich 10 Tage AU krank	80 Stunden		
Anwesenheitszeit	**1686 Stunden**	**140 Stunden**	**32 Stunden**
davon Organisationszeit ca. 8 %	135 Stunden	11 Stunden	3 Stunden
davon Fahr- u. Wegezeit ca. 23 %	388 Stunden	32 Stunden	7 Stunden
davon Pflegezeit beim Kunden ca. 69 %	**1163 Stunden**	**97 Stunden**	**22 Stunden**

Nach Angaben des »Deutschen Ärzteblattes« fallen Fachpersonen in der Kranken- und Altenpflege im Schnitt jährlich für rund 23 Tage krankheitsbedingt aus. Das sind 8 Tage und damit über 50 Prozent mehr als in der Vergleichsgruppe aller Mitarbeitenden (15 Tage). Besonders betroffen ist dem Report zufolge die Altenpflege. Mit einem Krankenstand von 6,94 Prozent (25,3 Tage) haben sie höhere Fehlzeiten als ihre Kollegen in der Krankenpflege mit 6,02 Prozent (22 Tage).[26]

Bei der bruttobasierten Dienstplanung sind der gedankliche Ausgangspunkt und gleichzeitig das Ziel der Planung, die Bruttoarbeitszeit eines jeden Mitarbeitenden in der SOLL-Planung zu erreichen. Das Problem in der Praxis ist jedoch, dass die bezahlten Abwesenheiten (z. B. Feiertage, Fortbildungen, Urlaub) Schwankungen unterworfen sind. Bei konstant geplanter Bruttozeit übertragen sich diese Schwankungen auf die verfügbare Nettoarbeitszeit. Aus der Soll-Planung wird dann der genehmigte Ist-Plan.

Zu diesem IST-Plan kommen dann noch während der Dienstplanperiode Krankheitsausfälle hinzu. Da in der Pflege die meisten Arbeiten weder liegenbleiben noch vorgezogen werden können, muss in diesen Zeiten, in denen ohnehin mit unterdurchschnittlicher Nettobesetzung geplant wurde, der Ausfall von Mitarbeitenden durch Überstunden, »Einspringen« von eigentlich »im Frei« geplanten Mitarbeitenden

[26] https://www.aerzteblatt.de/nachrichten/104149/Hoher-Krankenstand-in-Pflegeberufen

oder durch Fremdpersonaleinsatz aufgefangen werden. Dadurch wird der Personalschlüssel im Ist-Plan überzogen, da in der Planung das Budget bereits zu 100 Prozent ausgeschöpft wurde. Häufig startet an dieser Stelle ein Teufelskreis: Der Mitarbeitende, der den Ausfall kompensiert, erwirtschaftet Überstunden oder Mehrarbeit und ggf. ist auch noch ein freier Tag nachträglich zu gewähren, sodass das eigentliche Problem nur in die Zukunft verlagert und nicht gelöst wird!

2.6 Schichtbesetzung

Die Grundlage für die Besetzung der Dienste/Schichten in stationären Pflegeeinrichtungen bilden die Bewohnerstruktur/Pflegegradeinstufungen, der Pflegepersonalschlüssel und die notwendigen Leistungen für die Bewohner. Der Pflegepersonalschlüssel (Verhältniszahl von Bewohnern und Mitarbeitenden) unterscheiden sich von Bundesland zu Bundesland (warum eigentlich?) und orientieren sich an den Pflegegraden. Aus diesem Grund ist auch wichtig, dass die Bewohner in den richtigen Pflegegrad eingestuft sind. Nur die tageszeitliche Lage der Dienste, Dienstbeginn und -ende können tatsächlich variabel von der Pflegeeinrichtung geplant werden.

Mit der folgenden Formel kann die Besetzung der Dienste/Schichten grob ermittelt werden:
Bewohnerstruktur (Anzahl der Bewohner in den einzelnen Pflegegraden) geteilt durch die Pflegepersonalschlüssel (Verhältniszahl Bewohner-Personal in den einzelnen Pflegegraden) multipliziert mit der Nettowochenarbeitszeit der Mitarbeitenden geteilt durch die Dienstlänge (Stunden einer »normalen« Schicht) = Anzahl der Mitarbeitenden für die Besetzung der Dienste für Früh-, Spät- und Nachtdienst.

Beispiel für einen Wohnbereich (fiktiv):
Bewohnerstruktur (5 x PG 2, 12 x PG 3, 10 x PG 4, 3 x PG 5) ergibt 11 Vollzeitstellen minus 1 Stelle für Funktionsstellen = 10 Stellen mal 30 Stunden Nettoarbeitszeit (40 Stunden – 25 Prozent Abwesenheit) geteilt durch 8 (Dauer einer Schicht) = 37,5 Mitarbeiter für 7 Tage = 5,35 Mitarbeiter pro Tag Netto stehen zur Verfügung!

2.6.1 Definition der Regelbesetzung

Eine weitere wichtige Planungsgrundlage für die Dienstplanung ist die Definition der Regelbesetzung/Tag mit möglicher Abweichung am Wochenende, die auf den bereits genannten Grundlagen basiert. Wie viele Stunden sind mit welcher Qualifikation, zu welchen Zeiten (z. B. am Morgen, Vormittag, Nachmittag, Abend oder in der Nacht) abzudecken? Wichtig ist auch, die »indirekten« Leistungen zu planen (Pflegeplanung, Visiten usw.).

Die Regelbesetzung für Früh-, Spät- und Nachtdienst ergibt sich aus der verfügbaren Nettoarbeitszeit und den notwendigen qualifikationsbezogenen Ressourcen (Fachpersonen, Assistenten).

2.6.2 Mindestbesetzung

Als Mindestbesetzung kann z. B. die Wochenendbesetzung herangezogen werden mit definierten Strukturen analog zur Regelbesetzung.

Auswirkungen

Die Festlegung von Regel- und Mindestbesetzung führt zu Verlässlichkeit und Kontinuität in der Dienst- und Einsatzplanung für die Mitarbeitenden. Die geplanten Leistungen sind durch konkrete Mitarbeitereinsatzstunden (Nettostunden) abgedeckt.

Unterschreitung der Regelbesetzung

Wird die Regelbesetzung häufiger unterschritten, kann das zu einer Überlastung der Mitarbeitenden oder nicht vollständiger Leistungserbringung für die Bewohner/Patienten führen.

Jedes zweite Wochenende »frei«: Ermitteln der erforderlichen Zahl der Mitarbeitenden

Damit die Mitarbeitenden jedes zweite Wochenende frei haben können, ist die Zahl der Mitarbeitenden (Anzahl der Personen) entscheidend.

Faustregel: Wochenendbesetzung × 2 plus X (Ausfallzeiten)

Beispiel

Die Regelbesetzung beträgt: Frühdienst 4 Mitarbeitende, Spätdienst 2 Mitarbeitende und Nachtdienst 1 Mitarbeitender = insgesamt 7 Mitarbeitende (Anzahl der Personen).

Benötigt werden (mit Nachtdienst) mindestens 2 × 7 Mitarbeitende = 14 + 3 (individuelle Ausfallzeiten 21,5 % = 3 Mitarbeitende) = 17 Mitarbeitende!

Mögliche Zusammensetzung der Struktur der Mitarbeitenden:

8 x 1,00 Vollzeitstellen (VZÄ)
4 x 0,78 VZÄ
4 x 0,50 VZÄ
1 x 0,20 VZÄ

Es ist wichtig, in der Pflegeeinrichtung eine ideale Mischung aus Voll- und Teilzeitstellen einschließlich geringfügig Beschäftigter (max. 20 Prozent) zu finden. Dabei ist die Grenze zu beachten, bei der die Flexibilität in der Dienst- und Einsatzplanung zum Nachteil der Bewohner gereichen kann und die Bezugspflegeorganisation gefährdet. Mit der Zahl der Mitarbeitenden (Personen) nimmt die Flexibilität bei der Einsatzplanung zu, gleichzeitig nimmt aber ggf. die Kontinuität in der Bewohnerbeziehung ab.

Gibt es ein Missverhältnis zwischen geplantem Mitarbeitereinsatz und der verfügbaren Zahl der Mitarbeitenden, kann das – insbesondere an den Wochenenden – zu folgenden Auswirkungen führen:

- geteilte Dienste,
- »versetzte Wochenenden« = Freitag/Samstag frei oder Sonntag/Montag frei,
- vermehrte Wochenenddienste,
- reduzierte Besetzung (Mindestbesetzung),
- häufiger Bedarf an »Einspringen«.

Je höher der Anteil an Vollzeitmitarbeitenden ist (= geringe Anzahl an Mitarbeitenden), desto häufiger muss ggf. eingesprungen oder müssen geteilte Dienste geleistet werden. Je höher der Anteil an Teilzeitbeschäftigten ist (= höhere Anzahl an Mitarbeitenden), desto weniger muss eingesprungen oder müssen geteilte Dienste geleistet werden.

Schichtbesetzung Netto – Wochenarbeitszeit der Mitarbeitenden brutto

Der Rahmendienstplan ist gleichzeitig Brutto- und Nettodienstplan. Die bezahlte Abwesenheit (ca. 20 Prozent) wird in Form von Platzhaltern (»V-Dienste«) berücksichtigt. Bei der Planung werden mitarbeiter- und tagesbezogen jeweils Platzhalter gesetzt. Die »V-Dienste« sind für die Mitarbeitenden planmäßige Dienste (keine Bereitschaft/Rufbereitschaft), sodass die vereinbarte Arbeitszeit brutto verplant wird. Bei der Schichtbesetzung an den einzelnen Tagen werden die V-Dienste aber nicht mitgezählt, es werden nur die »Nettostunden« verplant. ▶ Abb. 7 zeigt den Dienstplanausschnitt eines Rahmenplans einer in der Pflege typischen Doppelwoche auf der Basis einer 5-Arbeitstagewoche mit 40 Stunden und rollierenden freien Wochentagen unter Berücksichtigung von 24,28 Prozent bezahlten Abwesenheiten.

Die »V-Dienste« werden jeweils bei der Wochenarbeitszeit der Mitarbeitenden mitgezählt, sodass ihre vereinbarte Bruttoarbeitszeit verplant ist. Bei der Schichtbesetzung werden die »V-Dienste« aber nicht mitgerechnet, also »netto« geplant. Für bezahlte Abwesenheiten stehen die »V-Dienste« zur Verfügung. Auf dieser Basis ändert sich dann bei Abwesenheiten nichts an den Bruttostunden der Mitarbeitenden (also so gut wie keine Überstunden und einspringen!) und auch nichts an der geplanten Schichtbesetzung, sodass die Leistungserbringung sichergestellt ist.

Um dieses Prinzip in der stationären Praxis umsetzen zu können, müssen die Rahmenbedingungen in den Blick genommen und möglicherweise angepasst werden. Wichtige Voraussetzungen sind z. B.

- die Pflegemitarbeitenden müssen sich auf die mit dem Pflegesatz bezahlten vertraglich notwendigen Leistungen konzentrieren. Leistungen, die über das notwendige Maß hinausgehen (wünschenswerte Leistungen) können als Zusatzleistungen nach § 88 SGB XI erbracht und den Kunden in Rechnung gestellt werden. Dadurch generiert die Einrichtung Mehreinnahmen und kann zusätzliches Personal zur Erbringung der Zusatzleistungen finanzieren.
- Pflegemitarbeitende müssen von pflegefremden Tätigkeiten befreit werden, damit ihre Arbeitszeit für Pflegeleistungen zur Verfügung steht.
- Arbeitsabläufe müssen optimiert werden und genau in den Blick genommen werden, wofür die Arbeitszeit der Mitarbeitenden verbraucht wird (Besprechungen, Dokumentation, unnötige Wege, unklare Aufgabenzuteilung usw.). Arbeitszeit ist ein kostbares Gut!
- Die Rahmenbedingungen für die Mitarbeitenden müssen in den Blick genommen und möglicherweise verbessert werden. Permanente Überlastung von Mitarbeitenden (z. B. 12 und mehr Dienste in Folge) führt zu höheren krankheitsbedingten Personalausfällen.

Die Abbildung 7 zeigt die Anwendung des Brutto-/Nettoprinzips. Trotz Urlaub und Arbeitsunfähigkeit wird kein Einspringen notwendig und trotzdem die korrekte notwendige Leistung erbracht.

Mitarbeiter	Mo	Di	Mi	Do	Fr	Sa	So	Bruttostunden Wo 1	Mo	Di	Mi	Do	Fr	Sa	So	Bruttostunden Wo 2
MA 1	V	■	S	S	S	S	S	48	S	V	■	F	F	■	■	32
MA 2	S	V	■	F	F	F	F	48	F	F	V	■	S	■	■	32
MA 3	S	S	V	■	F	F	F	48	F	F	F	V	■	■	■	32
MA 4	F	F	F	V	■	V	V	48	■	F	F	F	V	■	■	32
MA 5	■	F	F	F	V	F	F	48	V	■	S	S	S	■	■	32
MA 6	V	■	F	F	F	S	S	48	S	V	■	F	F	■	■	32
MA 7	F	V	■	S	S	S	S	48	S	S	V	■	F	■	■	32
MA 8	S	S	V	■	S	■	■	32	F	F	F	V	■	F	F	48
MA 9	S	S	S	V	■	■	■	32	■	F	F	F	V	F	F	48
MA 10	■	S	S	S	V	■	■	32	V	■	S	S	S	S	S	48
MA 11	V	■	F	F	F	■	■	32	F	V	■	S	S	S	S	48
MA 12	F	V	■	S	S	■	■	32	S	S	V	■	F	V	V	48
MA 13	F	F	V	■	V	■	■	32	V	S	S	V	■	F	F	48
MA 14	F	F	F	V	■	■	■	32	■	S	S	S	V	S	S	48
Nettostunden F	40	32	32	32	32	24	24		32	40	32	32	32	24	24	
Nettostunden S	32	32	32	32	32	24	24		32	32	32	32	32	24	24	

■ = Frei V = Vertretungsdienst F = Frühdienst S = Spätdienst

Abb. 7: Der Brutto-/Netto-Dienstplan.

Mitarbeiter	Mo	Di	Mi	Do	Fr	Sa	So	Bruttostunden Wo 1	Mo	Di	Mi	Do	Fr	Sa	So	Bruttostunden Wo 2
MA 1	V		S	S	S	S	S	48	S	V		F	F			32
MA 2	S	V		F	F	F	F	48	F	F	V		S			32
MA 3	S	S	V		F	F	F	48	F	F	F	V				32
MA 4	F	F	F	V		V	V	48		F	F	F	V			32
MA 5		F	F	F	V	F	F	48	V		S	S	S			32
MA 6	V		F	F	F	S	S	48	S	V		F	F			32
MA 7	F	V		S	S	S	S	48	S	S	V		F			32
MA 8	S	S	V		S			32	F	F	F	V		F	F	48
MA 9	S	S	S	V				32		F	F	F	V	F	F	48
MA 10		S	S	S	V			32	V		S	S	S	S	S	48
MA 11	V		F	F	F			32	F	V		S	S	S	S	48
MA 12	F	V		S	S			32	S	S	V		F	V	V	48
MA 13	F	F	V		V			32	V	S	S	V		F	F	48
MA 14	F	F	F	V				32		S	S	S	V	S	S	48
Nettostunden F	40	32	32	32	32	24	24		32	40	32	32	32	24	24	
Nettostunden S	32	32	32	32	32	24	24		32	32	32	32	32	24	24	

Abb. 8: Anwendungsbeispiel für einen Brutto-/Netto-Dienstplan.

2

Beispiel **Das Brutto-/Netto-Prinzip**

Mitarbeiterin 4 beantragt 2 Wochen Urlaub und muss dafür 10 Urlaubstage einbringen. Ihre Dienste werden von den gekennzeichneten Mitarbeitenden (MA) vertreten. Insgesamt sind 6 Vertretungsdienste notwendig. Die MA 1, 2 und 3 übernehmen jeweils den Frühdienst. Es muss niemand einspringen und die Leistungserbringung ist sichergestellt.
Mitarbeiterin 14 ist 2 Wochen arbeitsunfähig erkrankt. Ihre Dienste übernehmen die MA 11, 12 und 13. Es muss niemand einspringen und die Leistungserbringung ist sichergestellt.

2.6.3 Weiterführende Arbeitsorganisation

Aus der Dienstplanung leiten sich die weiteren konkreten Schritte der Arbeitsablaufplanung ab:

- Wochenplanung unterteilt nach Früh-, Spät- und Nachtdienst,
- tagesbezogene Arbeitsablaufplanung (ambulante und stationäre Tourenplanung)
- Aufgabenzuordnung nach Arbeitsschwerpunkten (z. B. im Rahmen der Bezugspersonenpflege).

Ein Phänomen in manchen Einrichtungen ist die Tatsache, dass trotz vieler Überstunden dennoch zu wenig Zeit für die Pflege bleibt. Die Fragen die sich u. a. in diesem Zusammenhang stellen, lauten:

- Wie gehen die Mitarbeitenden mit der zur Verfügung stehen Arbeitszeit um?
- Welche Aufgaben werden während der Arbeitszeit erledigt (z. B. notwendige, wünschenswerte und zusätzliche Aufgaben die nicht zu den Aufgaben der Pflegemitarbeitenden gehören)?
- Welche Arbeitsabläufe und Strukturen erfordern einen hohen bzw. nicht notwendigen Zeitaufwand (z. B. Essenszeiten – 4 Mahlzeiten in 9 Stunden: Tagesablaufgestaltung ändern – der Nachmittag beginnt später; der Dokumentationsaufwand wird reduziert und digitalisiert)?

Diese Punkte selbstkritisch zu hinterfragen und wo notwendig Veränderungen zu initiieren, kann möglicherweise ein entscheidender Beitrag dazu sein, dass Überstunden reduziert und nettobasierte Dienstplanung möglich wird.

3 Arbeitszeitmodelle

Bei der Wahl des »richtigen« Arbeitszeitmodells müssen unterschiedliche Bedarfe und Interessen, aber auch rechtliche Rahmenbedingungen beachtet werden. Demzufolge gibt es kein Arbeitszeitmodell, das alle Aspekte in gleicher und zufriedenstellender Weise berücksichtigt. In Pflegeeinrichtungen findet man nicht selten Arbeitszeitmodelle, die starr und wenig flexibel sind. Häufig gelten diese Modelle auch für die gesamte Einrichtung. Wäre es nicht sinnvoll, am Bedarf der hilfe- und pflegebedürftigen Menschen und Mitarbeitenden orientierte Modelle für die unterschiedlichen Arbeitsbereiche zu schaffen? Solange alle Beteiligten damit zufrieden sind, die zugesagten Leistungen erbracht und die gesetzlichen Bestimmungen eingehalten werden, dürfte nichts dagegen sprechen.

3.1 Arbeitszeit ist Lebenszeit[27]

Das Kalenderjahr hat 52,14 Wochen mit 7 Tagen (365 Tage) mit jeweils 24 Stunden. Das ergibt pro Jahr eine Lebenszeit von 8.760 Stunden. Einen Teil davon haben Mitarbeitende per Vertrag an den Arbeitgeber verkauft, der dafür den Gegenwert in Form des Gehalts bezahlt. Das ergibt für einen Vollzeitmitarbeiter mit einer 40 Stunden umfassenden 5-Arbeitstagewoche unter Berücksichtigung von Urlaub und Wochenfeiertagen eine Jahresarbeitszeit von ca. 1.763 Stunden. Das sind ziemlich genau 20 Prozent der Gesamtzeit des Kalenderjahres.

Der gefühlte Aufwand und die Belastung sind in der Realität des Pflegeberufes aber deutlich höher. Das Privatleben steht oft zur Disposition und der Arbeitgeber erwartet häufig, das Mitarbeitende den Beruf an die erste Stelle setzen. Es stellt sich die Frage: Wem ist der Mitarbeiter in erster Linie verpflichtet? Dem Arbeitgeber, den Kolleginnen und Kollegen, den pflegebedürftigen Menschen, dem (Ehe-)Partner, der Familie,

---

[27] Vgl. DBfK (2012): Tausche wichtigen gegen guten Arbeitsplatz. https://www.dbfk.de/de/themen/Rahmenbedingungen.php

Freunden oder sich selbst und eigenen, durchaus legitimen und menschlichen Bedürfnissen? Diese Frage muss sich jeder immer wieder selbst beantworten. Die Vereinbarkeit von Beruf und Privatleben ist ein wichtiges Qualitätsmerkmal guter Arbeitsplätze. Dazu gehören insbesondere auch familienfreundliche Ideen und Konzepte, beispielsweise um die Kinderbetreuung oder die Pflege von Angehörigen sicherstellen zu können. In Zeiten des Mitarbeitermangels in der Pflege müssen Arbeitgeber lebensphasengerechte Arbeitszeitmodelle anbieten um Mitarbeitende zu gewinnen oder zu binden.

Arbeitszeitmodelle und Dienstplanung hängen eng zusammen. Ein hohes Maß an Zufriedenheit mit dem Dienstplan lässt sich nur mit einem mitarbeiterorientierten Arbeitszeitmodell erreichen.

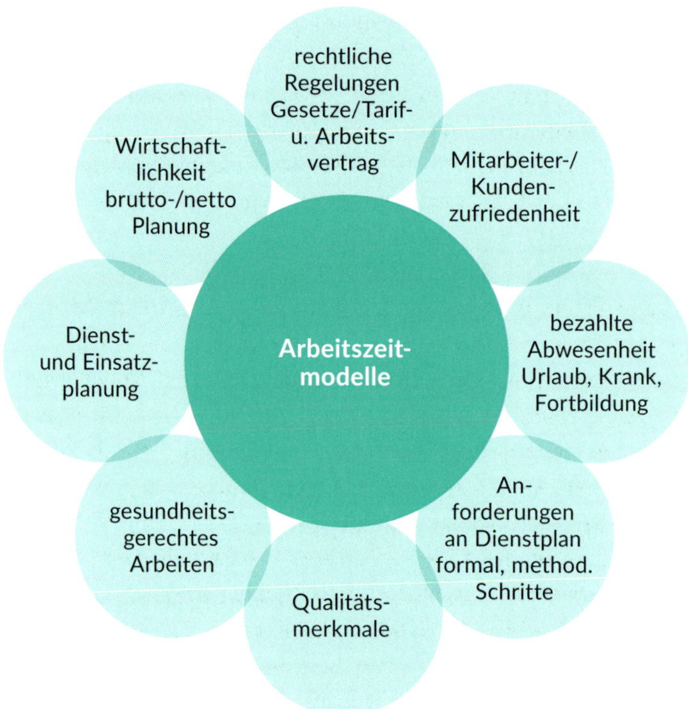

Abb. 9: Unterschiedliche Arbeitsmodelle in Pflegeeinrichtungen.

Je flexibler die Arbeitszeiten sind, um so flexibler kann auf die Bedürfnisse der Mitarbeitenden eingegangen werden. Starre Arbeitszeitmodelle sind in der Regel wenig mitarbeiterorientiert. Das Arbeitszeitmodell und die Schichtformen haben unmittelbaren Einfluss auf die Vereinbarkeit von Beruf und Familie und ein normales, planbares Privatleben.

Der Deutsche Berufsverband für Pflegeberufe (DBfK) führte Ende 2018 eine Umfrage mit dem Schwerpunkt »Arbeitszeit und Dienstplanung« durch.[28] Insgesamt nahmen 2373 Personen an der Befragung teil. Unter den Befragten arbeiten 52,93 Prozent im Schichtsystem mit Nachtdienst, 25,47 Prozent im Schichtsystem ohne Nachtdienst, 10,12 Prozent arbeiten immer zur selben Zeit (z. B. 08:00 bis 16:00 Uhr), 9,14 Prozent arbeiten zu unregelmäßigen Zeiten (aber nicht im Schichtdienst) und 2,35 Prozent arbeiten nur im Nachtdienst. Dem Befragungsergebnis zufolge arbeiten mehr als 50 Prozent im Drei-Schichten-System. Hier machen sich kurzfristige Dienstplanänderungen, Mehrarbeit und ad-hoc-Überstunden besonders negativ bemerkbar. Das wechselnde Arbeiten in Früh-, Spät- und Nachtschichten erfordert insbesondere eine verlässliche und längerfristige Planung.

Die Erwartung der befragten Mitarbeitenden fokussiert sich zunächst darauf, dass ausreichend Personal vorhanden ist. Darüber zu jammern, dass es nicht genügend Personal gibt, ist sicher nicht zielführend. Vielmehr müssen von allen Beteiligten (Politik, Verbände, Träger usw.) Anstrengungen unternommen werden, z. B. Arbeitsabläufe und Strukturen in den Einrichtungen zu optimieren, Mitarbeitende besser zu bezahlen und ihre Leistung wertzuschätzen und das Arbeitszeitmodell familienfreundlicher zu gestalten.

In vielen Einrichtungen liegt der Dienstplan später als 4 Wochen im Voraus fest, es gibt kein Konzept für kurzfristigen Personalausfall und der Dienstplan ist oft nicht das Papier wert, auf dem er geschrieben wurde, denn vor Inkrafttreten wird er oft schon wieder geändert und ist nicht verlässlich. Konnten Arbeitgeber in der Vergangenheit in der Regel davon ausgehen, dass Mitarbeitende das Risiko eines Arbeitsplatzwechsels scheuen, weil sie ortsgebunden sind und sich den Menschen verpflichtet fühlen, die sie betreuen, kann sich kein Arbeitgeber mehr auf diese Loyalität der Mitarbeitenden verlassen. Loyalität ist keine Einbahnstraße mehr! Mehr als 75 Prozent der Mitarbeitenden haben schon einmal daran gedacht, den Arbeitgeber zu wechseln und zwei Drittel der Mitarbeitenden haben sogar schon mal mit dem Gedanken gespielt, den Pflegeberuf aufzugeben und eine andere berufliche Tätigkeit aufzunehmen. Mitarbeitende flüchten sich zunehmend in Teilzeit oder in die oftmals bessere Rahmenbedingungen bietende Leiharbeit. Wer seinen Mitarbeitenden gute

[28] www.dbfk.de/mein-beruf-pflegen, April 2019

Arbeitsbedingungen bietet und sich bewusst ist, dass diese mit dem Arbeitsvertrag nicht ihr Leben, sondern lediglich einen begrenzten Zeitanteil davon »verkauft« haben, wird sehr sorgfältig mit der Ressource »Mitarbeiter« umgehen, denn zufriedene Mitarbeitende leisten mehr, werden seltener krank und sind darüber hinaus hervorragende Werbeträger für die Einrichtung.

Was muss die Pflegeeinrichtung bei der Wahl des richtigen Arbeitszeitmodells beachten? Bei einem zeitgemäßen Arbeitszeitmodell sind nicht nur Anzahl und Dauer der Schichten zu berücksichtigen. Vielmehr sind auch die Abläufe in den Blick zu nehmen. Im Tagesablauf fallen neben den bewohnerbezogenen Tätigkeiten viele zusätzliche Organisationsaufgaben an. So könnte ein Organisationsdienst als Nahtstellenfunktion zu vielen anderen Nahtstellen für die Pflegepersonen Ressourcen schaffen, sich besser um die Bewohner kümmern zu können und vom zeitlichen Druck und vielfältigen Aufgaben befreien, die sonst »nebenher« wahrzunehmen sind. Wichtig sind ein guter Informationsfluss und gute Kommunikationsstrukturen. Probleme müssen erkannt und Lösungen mit den Mitarbeitenden und Bewohnern gemeinsam erarbeitet werden. Dadurch befinden sich Arbeitszeitmodelle in einem ständigen Weiterentwicklungsprozess. Selbstverständlich sind der Betriebsrat bzw. die Mitarbeitervertretung einzubeziehen.

Info

Das Arbeitszeitmodell muss zu den Zielen, Konzepten, Wünschen und Bedürfnissen aller Beteiligten passen. Wenn sich eine Einrichtung z. B. auf das Modell der fördernden Prozesspflege (nach Monika Krohwinkel) festgelegt hat, muss das auch im Arbeitszeitmodell sichtbar werden.

3.2 Demografischer Wandel in der Pflege[29]

Der Anteil der 60-Jährigen und Älteren in der Gesamtbevölkerung steigt auf etwa 35 Prozent im Jahr 2030. Klar ist auch, dass es eine steigende Zahl älterer Pflegebedürftiger geben wird. Diese Entwicklung hat auch Konsequenzen für die Arbeitswelt und führt dazu, dass die Pflegemitarbeitenden zukünftig immer älter sein werden. Was bedeutet das konkret für die einzelne Pflegeeinrichtung? Immer mehr und immer früher scheiden Mitarbeitende wegen der hohen physischen und psychischen

[29] Vgl. Müller H (2017): Kundenorientierte Dienstplanung. QM in der Altenpflege. WEKA Media, Augsburg.

Belastungen aus. Es gibt aber auch weitere vielfältige Gründe, warum Pflegemitarbeitende ausscheiden, z. B.

- ungünstige Arbeitszeiten – oft im Dreischichtbetrieb,
- schlechte betriebliche und personelle Rahmenbedingungen,
- usw.

Konsequenzen daraus sind: erhöhte Ausfallzeiten wegen Krankheit, fehlende Motivation, Qualitätseinbußen, fehlender Nachwuchs usw. Hinzu kommt, dass Mitarbeitende immer älter werden und dem Arbeitsmarkt länger zur Verfügung stehen (müssen), da sich z. B. das Renteneintrittsalter erhöht bzw. die Rente nicht ausreicht. Auch die Fehlzeiten und Fluktuationsraten sind in der Altenpflege höher als in anderen Berufen. Freie Stellen in der Altenpflege können oft nur unter großen Anstrengungen besetzt werden.

3.3 Altersgerechte Arbeitszeitgestaltung[30]

Folgende alterskritische Arbeitsanforderungen sollten bei der Gestaltung der Arbeitszeit und der Dienstplanung besonders berücksichtigt werden:

- Nacht- und Schichtarbeit,
- Wochenendarbeit,
- Überstunden,
- lange, ununterbrochene Arbeitsphasen (möglichst nicht mehr als 5 bis max. 7 Dienste in Folge!),
- außerberufliche, oft familiäre Belastungen,
- usw.

Eine optimierte Arbeitszeitgestaltung muss die Balance zwischen Belastungs- und Erholungszeiten, Arbeit und Privatleben, Arbeits- und Qualifizierungszeiten herstellen. Arbeitszeitverkürzung kann eine weitere wirksame Methode sein, um Arbeitsanforderungen und individuelles Leistungsvermögen anzugleichen. Gezielte Veränderungen der Lage, Dauer und Verteilung der Arbeitszeit können zu einer Entlastung der Mitarbeitenden führen.

Ein weiterer, nicht zu unterschätzender Aspekt ist, dass sich der Anteil von Jung und Alt in unserer Gesellschaft deutlich verschiebt. Das bedeutet, dass auch die Mitarbeitenden in den Einrichtungen immer älter werden, wenn diese nicht vorher schon ausgeschieden sind und gleichzeitig die Jüngeren immer weniger werden. Die zentrale Frage lautet: Wie wirkt sich der demografische Wandel bei den Mitarbeitenden

---

[30] Ebd.

in der Pflege aus und welche Herausforderungen kommen auf die Einrichtungen zu? Damit ältere Mitarbeitende möglichst bis zum Rentenalter der Einrichtung erhalten bleiben, müssen die Träger und Verantwortlichen in den Einrichtungen die organisatorischen Strukturen und Arbeitsabläufe optimieren und Aspekte des Arbeits- und Gesundheitsschutzes stärker in den Blick nehmen.[31]

Zahlreiche Studien der Altersforschung und Arbeitswissenschaft belegen: Ältere sind nicht häufiger krank und durchaus lernfähig und belastbar, wenn sie gefordert und gefördert werden. Sie verfügen oft über mehr zeitliche Flexibilität, Zuverlässigkeit, ausgeprägte kommunikative Fähigkeiten und können Alters- und Lebenserfahrung gut miteinander verknüpfen. Die individuelle Leistungsfähigkeit ist abhängig vom Arbeitsplatz, der konkreten Tätigkeit und den Bedingungen.

Wichtig ist, die Arbeitsorganisation und Arbeitsgestaltung für die älteren Mitarbeitenden anzupassen und zu verbessern und durch Dauer und Lage der Arbeitszeit, Schichtarbeit und oft lange Arbeitszyklen, z. B. 12 Dienste am Stück, gesundheitliche Beeinträchtigungen, zu verhindern. Durch eine flexiblere Lebensarbeitszeitgestaltung können arbeitszeitliche Belastungsfaktoren reduziert und gesunderhaltende Bedingungen gefördert werden, was zu geringeren Fehlzeiten und keinem Ausscheiden vor Erreichung der Altersgrenze führt.

3.4 Häufig anzutreffende Arbeitszeitmodelle

Die Arbeitszeitmodelle in Pflegeeinrichtungen haben sich in den letzten Jahrzehnten deutlich gewandelt. Während früher generell als Grundform im Rahmen einer 6-Arbeitstage-Woche in Vollzeit gearbeitet wurde, verteilt sich die Arbeitszeit heute auf unterschiedliche »Tage-Wochen« und auch Urlaubsansprüche und die Wochenarbeitszeiten haben sich geändert. Gleichzeitig kamen Teilzeit, Arbeitszeitmodelle für geringfügig Beschäftigte, Arbeit auf Abruf, Gleitzeit, Kernzeit, usw. hinzu.

---

[31] Müller H (2009): »Damit die Pflege nicht bald alt aussieht: Fördern Sie die Gesundheit der älteren Mitarbeiter«. Der Heimleiter Report, WEKA MEDIA, Nr. 3 März 2009

Info
Arbeitszeitmodelle in stationären Einrichtungen, ambulanten Pflegediensten und anderen Einrichtungen sind sehr unterschiedlich und individuell. Das Arbeitszeitmodell muss jeweils zu den Anforderungen, Bedürfnissen und dem konkreten Betreuungs- und Pflegebedarf der zu versorgenden Menschen und der Mitarbeitenden passen.

Die Wahl des Arbeitszeitmodells beeinflusst sowohl die Mitarbeitenden- als auch Kundenzufriedenheit in der Pflegeeinrichtung. Teil- und Schaukeldienste, Dienstfolgen von elf oder zwölf Tagen in Folge und bei Personalausfällen oft auch mehr usw. führen zu einer erheblichen Belastung der Mitarbeitenden. Der Krankenstand der Mitarbeitenden in der Altenpflege ist im Vergleich zu anderen Branchen deutlich höher, was sich auch auf die Bewohner-/Kundenzufriedenheit auswirkt. Mit starren und wenig flexiblen Arbeitszeitmodellen ist es heute sehr schwierig, die Wünsche und Bedürfnisse der Kunden, dazu gehören auch die Mitarbeitenden, angemessen zu berücksichtigen.

Um zuverlässig und an den individuellen Bedürfnissen und Wünschen der Bewohner orientierte Betreuung und Pflege leisten zu können benötigen Pflegeeinrichtungen einen **hohen Anteil an teilzeitbeschäftigten Mitarbeitenden, die insbesondere zu den Zeiten mit besonders hohem Arbeitsanfall eingesetzt werden.**

3.4.1 Unterschiedliche Modelle (Dienstplan-Grundformen) in Pflegeeinrichtungen

Von der Dienstplan-Grundform (Zahl der Arbeitstage/Schichten in der Doppelwoche) hängt auch die Länge der Dauer einer vollen Schicht ab. Je weniger Arbeitstage/ Schichten in der Doppelwoche, umso länger dauert die Schicht. ▶ Tab. 3 zeigt eine Übersicht der Schichtlängen in den unterschiedlichen Grundformen.

Tab. 3: Schichtlängen in den unterschiedlichen Grundformen

Dienstplangrundformen	5-Tage-Woche	5,5-Tage-Woche	6-Tage-Woche
Gesamttage pro Zeitraum	14 Tage	14 Tage	14 Tage
Arbeitstage pro Zeitraum	10 Tage	11 Tage	12 Tage
Freie Tage pro Zeitraum	4 Tage	3 Tage	2 Tage
38,5 Wochenstunden			
Arbeitszeit volle Schicht	7 Std. 42 min.	7 Std. 00 min.	6 Std. 25 min.
Pausenzeit	30 min.	30 min.	30 min.
Anwesenheitszeit	8 Std. 12 min.	7 Std. 30 min.	6 Std. 55 min.
39 Wochenstunden			
Arbeitszeit volle Schicht	7 Std. 48 min.	7 Std. 06 min.	6 Std. 30 min.
Pausenzeit	30 min.	30 min.	30 min.
Anwesenheitszeit	8 Std. 18 min.	7 Std. 36 min.	7 Std. 0 min.
39,5 Wochenstunden			
Arbeitszeit volle Schicht	7 Std. 54 min.	7 Std. 11 min.	6 Std. 35 min.
Pausenzeit	30 min.	30 min.	30 min.
Anwesenheitszeit	8 Std. 24 min.	7 Std. 41 min.	7 Std. 05 min.
40 Wochenstunden			
Arbeitszeit volle Schicht	8 Std. 0 min.	7 Std. 16 min.	6 Std. 40 min.
Pausenzeit	30 min.	30 min.	30 min.
Anwesenheitszeit	8 Std. 30 min.	7 Std. 46 min.	7 Std. 10 min.

6-Arbeitstage-Woche

Im Rahmen einer 6-Arbeitstage-Woche zu arbeiten bedeutet, innerhalb von 14 Tagen an 12 Tagen zu arbeiten und 2 Tage frei zu haben. Der Vorteil für die Pflegeeinrichtung liegt möglicherweise in der besseren Planbarkeit des Mitarbeitendeneinsatzes, da nur wenige freie Tage zu berücksichtigen sind und die kontinuierliche Versorgung der pflegebedürftigen Menschen besser gewährleistet werden kann. Dieses Organisationsmodell hat aber mehrere gravierende Nachteile.

1. Arbeitsmedizinischer Aspekt

Die körperliche und psychische Belastung bei der Betreuung der pflegebedürftigen Menschen ist extrem hoch und steigt kontinuierlich. Darüber hinaus ist es eine erhebliche Belastung für die Mitarbeitenden 12 Tage am Stück zu arbeiten und dann lediglich 2 freie Tage zu haben. Hinzu kommt noch, dass evtl. am freien Wochenende eingesprungen werden muss und sich dadurch die Zahl der aufeinanderfolgenden Arbeitstage noch erhöht. Folgen dieser permanenten Überlastung der Mitarbeitenden sind z. B. eine verminderte Leistungsfähigkeit/-bereitschaft, häufigere Erkrankungen und Erschöpfungszustände usw.

Verteilt man die Arbeitszeit gleichmäßig auf die Arbeitstage ergibt sich eine tägliche Arbeitszeit von 6 Stunden und 25 Minuten (bei 38,5 Stunden pro Woche) und 6 Stunden und 40 Minuten (bei 40 Stunden pro Woche). Das bedeutet, dass die zwei Tagdienstschichten (Früh- und Spätdienst) 12 Stunden und 50 Minuten bzw. 13 Stunden und 20 Minuten zuzüglich 30 Minuten Pause und die Nachtschicht zwischen 9 und 10 Stunden zuzüglich 45 Minuten Pause umfassen. Damit ist der ohnehin sehr anstrengende Nachtdienst erheblich länger als der Tagdienst.

2. Organisatorischer Aspekt
Die 6-Arbeitstage-Woche wirkt sich auch konkret auf die Arbeitsläufe in der Einrichtung aus. Für die pflegebedürftigen Menschen bedeutet die 6-Arbeitstage-Woche, dass der Nachtdienst relativ früh beginnt und damit häufig frühe Essenszeiten (Abendessen) und Pflegezeiten (Abendpflege) die Folge sind, wenn es keine differenzierten Arbeitszeiten wie z. B. einen zusätzlichen »späten Spätdienst« gibt.

3. Arbeitsrechtlicher Aspekt
Die Zeit zwischen dem Ende des Spätdienstes und dem Beginn des Frühdienstes, beträgt unter Berücksichtigung von Übergabezeiten zwischen den Schichten häufig 10 Stunden oder weniger. Damit kann die gesetzlich vorgeschriebene Ruhezeit (§ 5 ArbZG) von 11 Stunden bei einem Wechsel vom Spät- in den Frühdienst nicht eingehalten werden, es sei denn, differenzierte Arbeitszeiten sehen für den betroffenen Mitarbeitenden ein früheres Ende des Spätdienstes oder einen späteren Beginn im Frühdienst vor.

5-Arbeitstage-Woche

Im Rahmen einer 5-Arbeitstage-Woche zu arbeiten bedeutet, innerhalb von 14 Tagen an 10 Tagen zu arbeiten und 4 Tage frei zu haben. Der Vorteil für die Mitarbeitenden und die Pflegeeinrichtung liegt möglicherweise darin, dass die Mitarbeitenden durch die zusätzlichen freien Tage mehr Zeit haben, sich zu regenerieren und dadurch bedingt das »Ausbrennen«, ein höherer Krankenstand, eine Kündigung der Mitarbeitenden und ggf. der Ausstieg aus dem Beruf verhindert werden können. Aus organisatorischer Sicht ist es für die Dienstplaner möglicherweise schwieriger zu planen, da für die einzelnen Mitarbeitenden mehr freie Tage eingeplant werden müssen. 5-Arbeitstage-Woche für die Mitarbeitenden bedeutet in der Regel auch längere Arbeits-/Anwesenheitszeiten in der Einrichtung, da sich die vereinbarte Arbeitszeit auf 10 Tage in der Doppelwoche bzw. 5 Tage in einer Woche verteilt.

5,5-Arbeitstagewoche

Neben den beschriebenen Modellen der 5- und 6-Arbeitstagewoche wird in Pflegeeinrichtungen auch das Modell der 5,5-Arbeitstagewoche praktiziert. Im Rahmen dieses Modells arbeiten die Mitarbeitenden in der Doppelwoche an 11 Tagen und haben neben einem freien Wochenende (Samstag/Sonntag) zusätzlich an einem Tag in einer der beiden Wochen frei.

Umstellung von der 6-Arbeitstage-Woche auf eine 5-Arbeitstage-Woche

Häufig müssen Arbeitsabläufe umgestellt und neu geplant werden und möglicherweise werden auch mehr teilzeitbeschäftigte Mitarbeitende und flexiblere Arbeitszeiten benötigt, damit die 5-Arbeitstage-Woche eingeführt werden kann. Grundsätzlich bedeutet das aber nicht, dass die 5-Arbeitstage-Woche gegenüber der 6-Arbeitstage-Woche mehr Stellen (VZÄ) erfordert. Die Vorteile der 5-Arbeitstage-Woche:

- Dienstpläne sind flexibler gestaltbar,
- Arbeitszufriedenheit und Leistungsfähigkeit steigen,
- die Mitarbeitendenfluktuation sinkt,
- es sind weniger Fehlzeiten durch Krankheit zu erwarten.

Zur Abmilderung der Umstellungsschwierigkeiten bietet sich an, übergangsweise die 5,5-Arbeitstage-Woche oder modellhaft zunächst in einem Bereich die 5-Arbeitstage-Woche einzuführen. In jedem Fall ist der Betriebsrat bzw. die MAV zu beteiligen und auch die Mitarbeitenden einzubeziehen. So könnte es gehen:

- gemeinsame interne Beratungen in einer Arbeitsgruppe (z. B. Arbeitgeber, Betriebsrat, PDL, WBL, QMB),
- Vorstellung der geplanten Arbeitszeitänderungen auf einer Betriebsversammlung,
- Fortbildung für die verantwortlichen Dienstplaner,
- Erprobungsphase

Was halten Sie von diesem Vorschlag?

Im Rahmen des Grundmodells der 5-Arbeitstage-Woche, bei einer Wochenarbeitszeit von 40 Stunden, ergibt sich eine tägliche Arbeitszeit von 8 Stunden. Zuzüglich der gesetzlich vorgeschriebenen Pausenzeit von mindestens 30 Minuten Pause ergibt sich dann eine Anwesenheitszeit für Mitarbeitende von 8 Stunden und 30 Minuten. Mit drei gleichlangen Schichten würde es möglich sein, eine fachlich qualifizierte und personelle Grundabsicherung durch Pflegefachfrauen und -männer rund um die Uhr zu gewährleisten und zum Informationsaustausch die Schichten jeweils 30 Minuten überlappen zu lassen. Alle weiteren Mitarbeitenden würden entsprechend dem Bedarf und den individuellen Wünschen und Bedürfnissen der Bewohner und Mitarbeitenden individuell geplant.

Im Ergebnis würden so die Vorgaben des Arbeitszeitgesetzes eingehalten und die arbeitsmedizinischen und -arbeitswissenschaftlichen Erkenntnisse berücksichtigt.

Um dieses Konzept umsetzen zu können werden keine zusätzlichen Mitarbeitenden benötigt, wenn ein guter Personalmix bezüglich Vollzeit- und Teilzeitmitarbeitenden vorhanden ist. Aber: Träger, Leitungsebene und Mitarbeitende müssen vom Vorteil dieses Arbeitszeitmodells überzeugt werden!

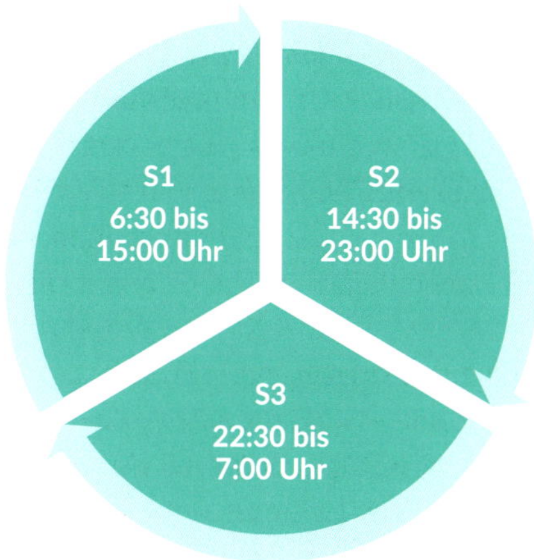

Abb. 10: 24 Stunden Fachkraftabdeckung mit drei gleich langen Schichten.

3.4.2 Weitere Aspekte von Arbeitszeitmodellen

Die spannende Frage ist, wie Pflegeheime und Krankenhäuser die kontinuierliche Betreuung rund um die Uhr organisieren. Häufig trifft man in der Praxis immer noch auf Arbeitszeitmodelle, die bis in die 1990er Jahre üblich waren: 6-Arbeitstage-Woche, geteilte Dienste, Nachtdienste die 10 Stunden und länger dauern.

Nachtdienst

Etwa 2,1 Millionen Menschen, das sind ca. 4,8 Prozent der Bevölkerung arbeiten im Gesundheitswesen mindestens die Hälfte der Arbeitstage in Nachtarbeit. Die Nachtdienste in stationären Einrichtungen dauern häufig immer noch 10 Stunden, was der gesetzlichen täglichen Höchstgrenze für die Arbeitszeit entspricht. Oft wird die gesetzlich vorgeschriebene Pausenzeit noch hinzu addiert, sodass sich für die Mitarbeitenden eine Anwesenheitszeit von 10 Stunden und 45 Minuten ergibt.

Im Sinne des Arbeitszeitgesetzes und der Rechtsprechung stellt die Pausenregelung (§ 4 ArbZG) aber oft ein Problem dar. Wenn Nachtwachen alleine arbeiten, ist keine störungsfreie Pause möglich und damit gibt es dann keine Pause. Arbeitet mehr als eine Nachtwache in der Einrichtung ist es möglich, dass sich die Nachtwachen während der Pause gegenseitig vertreten. Eine Umgehung der Pausenvorschrift z. B. durch Umwidmung einer bestimmten Zeit als bezahlte Bereitschaftszeit, in der sich der Mitarbeitende aber zur Arbeit bereithalten muss, kommt aus rechtlichen Erwägungen auch nicht in Betracht, da der Bereitschaftsdienst mit der Verpflichtung verbunden ist, bei Bedarf sofort die Arbeit aufzunehmen. Der Arbeitgeber unterläuft damit den Sinn und Zweck der Pause, nämlich Erholung und Entspannung. Er ist vielmehr verpflichtet, die Einhaltung der Pause sicherzustellen. Darüber hinaus ist Bereitschaftsdienst in Tarifverträgen (z. B. § 7 (3) TVöD) nur außerhalb der regelmäßigen Arbeitszeit möglich.

Der Umfang der Nachtarbeit soll auf ein Minimum begrenzt werden, um Konzentrationsschwierigkeiten, Fehlern und Unfällen vorzubeugen.

Geteilte Dienste

Auf den ersten Blick sind geteilte Dienste auch eine Form der flexiblen Arbeitszeit. Der Mitarbeitende startet in der Regel seine Arbeitszeit morgens ganz normal, unterbricht diese dann aber am Vormittag, geht nach Hause und kommt erneut am späten Nachmittag wieder zum Dienst, um diesen dann bis zum Beginn des Nachtdienstes fortzusetzen.

Nachteil: Häufig entspricht diese Arbeitszeitvariante aber nicht den Wünschen der Mitarbeitenden, da im Prinzip der ganze Tag für die private Gestaltung so gut wie verloren ist.

Vorteil: Es sind genügend Mitarbeitende zu den Arbeitsspitzen eingesetzt.

Schichtarbeit

Versetzte Anfangs- und Arbeitszeiten mit unterschiedlicher Dauer und Lage. In alternativen Schichtmodellen können Mitarbeitende oder auch Gruppen ihre Zeit-Modelle individuell zusammenstellen.

3.5 Alternative Arbeitszeitmodelle

Grundsätzlich muss angestrebt werden, dass sich die Arbeitszeiten (Zeitpunkt und Menge der eingesetzten Mitarbeitenden) an den Aktivitäten und Bedürfnissen der betreuungs- und pflegebedürftigen Personen ausrichten. Selbstverständlich müssen die Arbeitszeiten auch zu den Wünschen der Mitarbeitenden und zum fachlichen Konzept passen. Ist es das Ziel der fachlichen Arbeit, z. B. die Pflege und Betreuung der Bewohner für den Einzelnen so individuell wie möglich zu gestalten, stellt sich in der

Praxis die Frage: Passen Dienstpläne, Personaleinsatzplanung und starre Arbeitszeiten zum Konzept? Auch im Bereich der »Sozialen Betreuung« und in anderen Fachbereichen der Pflegeeinrichtung stellt sich die Frage, welche Arbeitszeiten sinnvoll und angemessen sind und inwieweit die Arbeitszeiten aufeinander abgestimmt sind.

Zeitgemäße Arbeitszeitmodelle berücksichtigen u. a. folgende Aspekte:

- Mitarbeitende arbeiten nicht mehr als sieben Dienste in Folge.
- Der Arbeitseinsatz orientiert sich den Wünschen der Bewohner/Patienten, an den Wünschen der Mitarbeitenden und am Arbeitsanfall (deshalb sind flexible Arbeitszeiten notwendig).
- »Kurze Schichten« werden zu Zeiten mit hohem Arbeitsanfall geplant.
- Gleiche Schichtlängen im Tag- und Nachtdienst.

Neue Arbeitszeitmodelle sind aber kein Wundermittel zur Behebung von Qualifikations- und Personalnotständen. Sie müssen kontinuierlich evaluiert sowie durch Schulungsmaßnahmen gestützt werden. Im Rahmen stetig zunehmender Teilzeitarbeitsverhältnisse sind kapazitätsorientierte variable Arbeitszeiten (KAPOVAZ) oder bedarfsabhängige variable Arbeitszeiten (BAVAZ) Möglichkeiten zur Förderung einer kundenorientierten Ablauf- und Aufbauorganisation. Das Teilzeit- und Befristungsgesetz (TzBfG) bietet dafür den rechtlichen Rahmen. Zwischen der Einrichtung und dem Mitarbeitenden wird eine bestimmte Anzahl an Arbeitsstunden (Mindest-/Höchstgrenze) im Arbeitsvertrag vereinbart, die dann bei Bedarf abgerufen werden.

3.5.1 Sonderabsprachen mit Mitarbeitenden

Um den Bedarf an Mitarbeitenden decken und neue Mitarbeitende gewinnen zu können, ist häufig die Vereinbarung von individuellen Arbeitszeiten erforderlich, z. B. bei wiedereinsteigenden Müttern nach der Kinderpause. Diese Absprachen sollten in Umfang und Häufigkeit in engen Grenzen gehalten werden, da ggf. auch andere Mitarbeitende vermehrt Sonderabsprachen einfordern und Neid und Missgunst entstehen können.

Um die zugesagten freien Wochenenden sicherstellen zu können benötigt die Pflegeeinrichtung eine entsprechend große Anzahl von Mitarbeitenden. Das bedeutet z. B. in stationären Pflegeeinrichtungen, die genehmigten Vollzeitstellen (VZÄ) auf möglichst viele Personen aufzuteilen, im Klartext: es sind viele Teilzeitarbeitsverhältnisse und weniger Vollzeitarbeitsverhältnisse notwendig! Das Personalbemessungsverfahren müsste eine deutliche Aufstockung der Stellenschlüssel vorsehen, um mehr Vollzeitarbeitsverhältnisse bei gleichzeitig mehr freien Wochenenden für die Mitarbeitenden planen zu können.

Individualität

Es gibt kein Universalmodell, da die personellen Voraussetzungen in den Pflegeeinrichtungen ganz unterschiedlich sind, z. B. Altersstruktur der Mitarbeitenden, Geschlechterverteilung und Teilzeitquote.

Tipp

Soll ein neues Arbeitszeitmodell in der Pflegeeinrichtung eingeführt werden ist es wichtig, ein solches Projekt unter Einbeziehung der Betroffen und Beteiligten gemeinsam zu entwickeln und in einer Testphase auszuprobieren. Aus Sicht der Mitarbeitenden ist Freizeit ein hohes Gut und nicht unbedingt mit Geld aufzuwiegen, schließlich entscheiden sich Mitarbeitende auch bewusst für Teilzeitarbeit, um mehr Freizeit zu haben.

Die Qualität der Dienstleistungen für die Betreuungs- und pflegebedürftigen Menschen und die Rahmenbedingungen für die Leistungserbringung der Mitarbeitenden sind entscheidende Aspekte für erfolgreiche Pflegeeinrichtungen. Damit das gelingt, stellen sie sich einmal folgende Fragen:

- Wann ist ein Patient ein Patient oder wann ist der Bewohner ein Bewohner? Immer erst dann, wenn Sie ihm eine Zusage gegeben haben. Vorher nicht!
- Was erwarten Patienten/Bewohner/Kunden von Ihrem Pflegedienst bzw. der Pflegeeinrichtung? Eine qualitätsvolle und zuverlässige Leistungserbringung!

Fazit Es muss auch ein freundliches, konsequentes NEIN geben

Geben Sie nur so vielen Patienten/Kunden bzw. Bewohnern eine Zusage, wie sie auch tatsächlich qualitätsvoll und zuverlässig versorgen können. Nicht mehr! Ein freundliches »Nein« muss erlaubt sein. Hier sind besonders die Pflegedienstleitungen in der Verantwortung.

Es gibt heute eine Vielzahl von unterschiedlichen Arbeitszeitmodellen, u. a.

- **Vertrauensarbeitszeit** (es gibt keine festen Arbeitszeiten),
- **Verwendungsbezogene Arbeitszeiterfassung** (die Arbeitszeit bestimmt sich nach der Arbeitsaufgabe und die Mitarbeitenden planen selbst, welche Arbeitszeit für welche Tätigkeiten verwendet werden),
- **Zeitbudget** (die Mitarbeitenden planen selbst, welche Zeit für welche Tätigkeiten oder Projekte zur Verfügung steht),
- **Zeitrahmen** (der Zeitrahmen kann feste Bestandteile (Kernarbeitszeit) und freiwillige Bestandteile enthalten),

- **Gleitzeit:** Der Beginn und das Ende der Arbeitszeit können individuell variieren. In Pflegeeinrichtungen ist dieses Arbeitszeitmodell nur in wenigen Arbeitsbereichen (z. B. Verwaltung) umsetzbar, da die Leistungserbringung in der Regel an feste Zeiten geknüpft ist.
- **Teilzeitarbeit:** Die Mitarbeitenden arbeiten regelmäßig weniger als Vollzeitbeschäftigte. Teilzeitarbeit kommt durch eine entsprechende Vereinbarung zwischen Arbeitgeber und Mitarbeiter zustande. Die Rechtsgrundlagen dafür sind im TzBFG geregelt. Es gibt unterschiedliche Formen von Teilzeitarbeit, z. B.:
  - Die tägliche Arbeitszeit wird reduziert.
  - Die Zahl der Arbeitstage wird reduziert.
  - Eine Kombination aus 1. und 2.
  - »Minijob« oder »450-Euro-Job«.

  Geringfügig Beschäftigte sind auch Teilzeitmitarbeiter. Nach Absprache kann der Stundenumfang ggf. variiert werden.
- **Job-Sharing:** Zwei oder mehr Mitarbeitende teilen sich eine Vollzeitstelle. Die Beteiligten sind bei Verhinderung jeweils zur Vertretung verpflichtet, wenn sie dieser im Einzelfall zugestimmt haben.
- **Homeoffice** in der Pflege ist nur bedingt möglich, z. B. für Stabstellen oder für konkrete administrative Aufgaben (Datenschutz ist zu beachten!).
- **Arbeitszeitkonten:** Durch den zurzeit herrschenden Mangel an Mitarbeitenden nimmt die Bedeutung von Arbeitszeitkonten im Pflegebereich ab. Die auf dem Arbeitszeitkonto angesammelten Stunden müssen/sollen später »abgefeiert« werden. Wenn dann aber andere Mitarbeitende für das »Abfeiern« einspringen müssen, wird das Problem/die Problemlösung nur weiter in die Zukunft verschoben. Manche Tarifverträge sehen zu einem bestimmten Stichtag die Bezahlung der angesammelten Stunden vor. Wenn dem so ist, könnten die Stunden auch gleich bezahlt werden!
- usw.

3.5.2 Arbeitszeitmodelle in Pflegeeinrichtungen

Die folgenden Arbeitszeitmodelle werden in unterschiedlichen Bereichen/Pflegeeinrichtungen umgesetzt:

Modell 7:7[32]

Das Arbeitszeitmodell 7 Tage arbeiten, 7 Tage frei sieht eine lange Freizeitphase vor und ist häufiger in der häuslichen Intensivpflege anzutreffen, gelegentlich in stationären Pflegeeinrichtungen, ansonsten eher seltener. Die Praxis zeigt aber, dass diese Idee in der Regel nicht praktikabel ist. Alternativ könnten in einer Doppelwoche je nach

[32] Schöbel S (2009): Der 10-Stunden-Arbeitstag in der Pflege. Schlütersche, Hannover

Beschäftigungsumfang sechs bis sieben Dienste (jeweils 10 Stunden) geplant werden, wobei aber nie mehr als vier zusammenhängende Dienste anfallen sollten. Ein solches Arbeitszeitmodell findet teilweise Zuspruch, es gibt aber auch deutliche Kritik.

Für das Modell spricht:

- Es gibt eine längere Erholungsphase.
- In der »freien Woche« haben Mitarbeitende viel Zeit für Familie und Aktivitäten.
- Die betreuten pflegebedürftigen Menschen werden im Tagesverlauf von den gleichen Mitarbeitenden betreut und müssen sich nicht auf die Kollegen der »Schichtablösung« einstellen.
- Die Mitarbeitenden können sich besser auf die Bewohner einstellen, da sie den ganzen Tag mit ihnen verbringen.

Gegen das Modell spricht:

- 10 Stunden arbeiten und 2 Stunden (unbezahlte) Pause – das bedeutet 12 Stunden Anwesenheit in der Pflegeeinrichtung.
- Rechnet man die Wegezeit zur Arbeit und zurück hinzu, führt das zu einer Abwesenheit von 13 Stunden oder mehr. Für Familie, Freunde, Haushalt und Hobbys bleibt in diesen sieben Tagen keine Zeit.
- Und wie sieht es nach 7 Arbeitstagen aus? Die Mitarbeitenden sind ganz schön ausgelaugt und müssen sich erst einmal erholen und all das aufarbeiten, was im privaten Umfeld liegen geblieben ist. Und dann muss möglicherweise in der »freien Woche« auch noch eingesprungen werden.
- Mitarbeitende sind oftmals auch froh, wenn sie nach 8 Stunden Arbeit und weniger Diensten am Stück Bewohner, deren Versorgung besonders anstrengend und belastend ist, an Kollegen übergeben können.

> Im Interesse der Kunden und Mitarbeitenden müssen die Arbeitszeiten flexibel sein, kontinuierlich überprüft und bei Bedarf angepasst und weiterentwickelt werden.

Modell »Wunsch-Frei«

Das Modell Wunschfrei ist sehr mitarbeiterorientiert. Dabei ist aber unbedingt die Balance zwischen der Versorgungsnotwendigkeit der Bewohner/Patienten, den arbeitsrechtlichen Bedingungen und den Wünschen der Mitarbeitenden zu beachten. Für die Dienstplanung teilen die Mitarbeitenden rechtzeitig (bis zu einem eindeutig festgelegten Termin) ihre Frei-Wünsche mit. Die einrichtungsinternen Grundsätze zum Einsatz der Mitarbeitenden sind zu beachten, z. B. möglichst nicht mehr als 7 Dienste, maximal aber 10 Dienste in Folge. Der Dienstplaner soll die Wünsche der

Mitarbeitenden so weit wie möglich berücksichtigen. Der genehmigte, ausgehängte Dienstplan ist für die Mitarbeitenden verbindlich. Kurzfristige Ausnahmen (Wechsel von Diensten) bedürfen der Genehmigung der verantwortlichen Leitung.

Individuelle Vereinbarungen

Viele ambulante Pflegeeinrichtungen/-dienste sind heute Pflege- und Betreuungsdienste und beschäftigen nicht nur Pflegefachfrauen/-männer, sondern auch Pflegeassistenten, Alltags- und Betreuungsassistenten, deren Arbeitszeiten wiederum von denen der Pflegefachfrauen/-männer variieren. Das Arbeitszeitmodell muss deshalb aus verschiedenen Komponenten bestehen und zeigt sich konkret in unterschiedlichen Dienst- und Tourenplänen. Um Mitarbeitende im Pflegeberuf zu binden oder zusätzliche Mitarbeiter zu gewinnen und gleichzeitig die Wünsche der Patienten besser berücksichtigen zu können bieten sich spezielle Touren mit individuellen Arbeitszeiten und einem individuellen Beschäftigungsumfang der Mitarbeitenden an, z. B.

- Rentner-Tour (Mitarbeitende die bereits das Renteneintrittsalter erreicht haben, noch fit sind und weiter aktiv sein möchten),
- Mütter-Tour (Mütter im Erziehungsurlaub, Mütter die außerhalb von Kindergarten-, Kita- und Unterrichtszeiten ihre Kinder betreuen und deshalb nur zu bestimmten Zeiten arbeiten möchten),
- Hausfrauen-Tour (Mitarbeiterinnen die zu bestimmten Zeiten am Vormittag, Nachmittag oder Abend arbeiten möchten).

Überlegen Sie einmal, ob der Pflegedienst sich bei potenziellen Mitarbeitenden bewerben sollte oder noch die klassische Form, Mitarbeitende bewerben sich beim Pflegedienst, zutrifft. Machen Sie, um dem Personalmangel entgegen wirken zu können, potenziellen Mitarbeitenden ein konkretes Angebot (z. B. wohnortnaher Einsatz, flexible Vereinbarungen zu Arbeitszeiten usw.).

3.6 Arbeitszeitmodelle unter dem Aspekt des Arbeits- und Mitarbeiterschutzes

Arbeitszeitmodelle haben auch den Aspekt des Arbeits- und Gesundheitsschutzes für die Mitarbeitenden zu berücksichtigen und müssen die Balance zwischen Belastungs- und Erholungszeiten berücksichtigen.

3.6.1 Schichtdienst

Macht Schichtdienst krank? Für Mitarbeitende ist Schichtdienst eine große Belastung, denn Schichtdienst stört den Bio-Rhythmus. In der Leitlinie »Gesundheitliche Aspekte und Gestaltung von Nacht- und Schichtarbeit« der Deutschen Gesellschaft für

Arbeit- und Umweltmedizin ist u. a. nachzulesen, dass Nacht- und Wechselschichten zu einer Zerstörung der inneren Rhythmen im Verlauf von 24 Stunden (z. B. Schlaf-Wach-Rhythmus) und zu einem Schlafdefizit und Schlafstörungen führen können. Die Folgen sind häufig Müdigkeit, verminderte physische und kognitive Leistungsfähigkeit, Herz- und Gefäßkrankheiten und auch Stoffwechsel und Krebserkrankungen. Es können auch neurologische und psychische Erkrankungen (z. B. Depressionen) entstehen.[33] In einem Grundsatzurteil hat das Bundesverfassungsgericht (BVerfG) im Jahr 1992 festgestellt: »*Nachtarbeit ist grundsätzlich für jeden Menschen schädlich.*« Die innere Uhr der Menschen reguliert die physiologischen, Verhaltens- und kognitiven Funktionen. Insbesondere der Licht-Dunkel-Wechsel (Schlaf-Wach-Rhythmus) ist der stärkste Zeitgeber und wirkt auf die innere Uhr, ähnlich wie die Nahrungsaufnahme, Temperaturzyklen oder soziale Interaktion.

Menschen synchronisieren ihre innere Uhr unterschiedlich, z. B. »Lerchen« bevorzugen frühe und »Eulen« eher späte Zeiten, was bei der Auswahl von Mitarbeitenden für bestimmte Schichten berücksichtigt werden sollte. Das Leben gegen die innere Uhr (z. B. fehlender Schlaf) kann den Stoffwechsel und auch das Immunsystem beeinflussen. Untersuchungen haben gezeigt, dass das Schlafen am biologischen Tag oder aber Nahrungsaufnahme, körperliche Aktivitäten und die Beleuchtung während der biologischen Nacht für die Gesundheit durchaus schädlich sein können. Schichtarbeit wirkt sich auch auf die Work-Life-Balance aus und führt häufig zu Konflikten zwischen Arbeit und Privatleben.

Empfehlungen der Leitlinie »Gesundheitliche Aspekte und Gestaltung von Nacht- und Schichtarbeit«[34] zum Schichtdienst:

Schichtdauer

Konzentrationsstörungen können zu Fehlern und Unfällen führen. Deshalb sollten Schichten nicht länger als die reguläre tägliche Arbeitszeit (8 Stunden) dauern. Nach 9 Stunden steigt bereits das Risiko für Unfälle signifikant an und nach der 12. Stunde ist eine weitere deutliche Risikosteigerung festzustellen. Nicht selten kommen in der Realität von Pflegeeinrichtungen 10-Stunden-Schichten in der Nacht oder in der häuslichen Pflege bei Beatmungspatienten 12-Stunden-Schichten vor. Auch die gesetzlichen Pausen sollten unbedingt eingehalten werden. Durch notwendige Nacht- und Schichtarbeit arbeiten Mitarbeitende in der Pflege häufig zu sozial wichtigen Zeiten am späten Nachmittag, Abend oder an Wochenenden. Um diese Nachteile zu

---

[33] Vgl. Rimbach-Schurig, M (2021): Wie krank wird man vom Schichtdienst? QM-Praxis in der Pflege, März/April 2021, Herkert, Merching, S. 22–24

[34] Deutsche Gesellschaft für Arbeitsmedizin und Umweltmedizin (2020): Gesundheitliche Aspekte und Gestaltung von Nacht- und Schichtarbeit. AWMF Registernummer 002-030, S2k, Oktober 2020

kompensieren sollen entsprechend freie Tage eingeplant und die Mitarbeitenden an der Schicht- und Dienstplanung beteiligt werden.

Die Arbeit ist so zu gestalten, dass eine Gefährdung für Leben und Gesundheit möglichst vermieden und die verbleibende Gefährdung möglichst geringgehalten wird (§ 4 ArbSchG). Die Beurteilung der Arbeitszeit im Rahmen einer Gefährdungsbeurteilung ist gesetzlich vorgeschrieben. Eine Gefährdung kann sich insbesondere durch die Gestaltung von Arbeitsabläufen und Arbeitszeit und deren Zusammenwirken ergeben. Die folgenden Fragen können zur Durchführung einer Gefährdungsbeurteilung[35] bezüglich der Arbeitszeit dienen:

- Wird die Regelarbeitszeit grundsätzlich eingehalten?
- Bestehen durch Schicht-/Nachtarbeit zusätzliche Belastungen für die Beschäftigten?
- Werden Nachtschichtarbeitern arbeitsmedizinische Untersuchungen angeboten?
- Werden die gesetzlich festgelegten Ruhepausen eingehalten?
- Werden bei der Organisation und Gestaltung der Pausen ergonomische Erkenntnisse berücksichtigt?

Gestaltungsrichtlinien

Die Einrichtungen sollen bei der Festlegung des Arbeitszeitmodells die folgenden gesicherten arbeitswissenschaftlichen Erkenntnisse berücksichtigen:

- Die Anzahl der aufeinander folgenden Nachtschichten sollte möglichst gering sein, möglichst nicht mehr als vier.
- Nach einer Nachtschichtphase sollen möglichst mehr als 24 Stunden arbeitsfreie Zeit folgen.
- Geblockte Wochenendfreizeiten sind besser als einzelne freie Tage am Wochenende.
- Mehrbelastung sollen durch Freizeit ausgeglichen werden.
- Ungünstige Schichtfolgen sollen vermieden werden. Schichtpläne sollen vorwärts rotieren.
- Die Frühschicht soll nicht zu früh beginnen.
- Die Massierung von Arbeitstagen oder Arbeitszeiten auf einen Tag soll begrenzt werden.
- Die Schichtdauer soll von der Arbeitsschwere abhängig sein. Bei ungleichen Schichtlängen soll die Nachtschicht kürzer sein.
- Schichtpläne sollen vorhersehbar und überschaubar sein.

Auch die Einführung eines optimierten, flexiblen und belastungsbezogenen Arbeitszeitmodells ist nicht geeignet, eine Mitarbeiterunterdeckung zu kompensieren.

---

[35] Vgl. Gruber H, Kittelmann M, Mierdel B (2013): Leitfaden für die Gefährdungsbeurteilung. Verlag Technik & Information, Bochum.

Info

Pausen sind auch gut für das Miteinander am Arbeitsplatz und dienen der Regeneration. Versicherungstechnisch ist aber einiges zu beachten.

Mittagessen

Weil das Mittagessen als »arbeitskrafterhaltende Maßnahme« gilt, ist der Weg in den Pausenraum oder zum Imbiss als Arbeitsweg unfallversichert. Diese Unfallversicherung endet aber mit Betreten der Kantine/des Imbiss und beginnt erst wieder mit dem Verlassen. Ein Unfall beim Mittagessen selbst ist kein Arbeitsunfall, außer es handelt sich um ein Geschäftsessen oder gemeinsame Mahlzeiten bei Betriebsausflug oder Weihnachtsfeier.

Rauchen und Frischluft

Raucherpausen oder ein Erholungsspaziergang gehören nicht selten zum Arbeitsalltag der Mitarbeitenden. Aber Vorsicht: Diese Tätigkeiten sind reines Privatvergnügen. Unfälle auf dem Weg vor die Tür oder während einer solchen Pause sind nicht durch die gesetzliche Unfallversicherung versichert.

Toilettengang

Der Gang zur Toilette ist auch während der Arbeitszeit unvermeidbar. Hin- und Rückweg zur und von der Toilette sind versicherte Arbeitswege. Wer aber in der Toilettenanlage z. B. ausrutscht, der ist nicht durch die gesetzliche Unfallversicherung versichert.

Kleine Erledigungen

Der Weg in den Supermarkt ist dann versichert, wenn der Mitarbeitende sich dort etwas besorgt, um es anschließend in der Pause zu verzehren. Verbindet er damit aber gleichzeitig den privaten Wocheneinkauf, handelt er überwiegend im Privatinteresse und die Versicherung greift nicht.*

* Vgl. Redaktionsbüro Büser (2021): Ruhr Nachrichten, 05.05.2021

3.7 Alternativen, um Personalausfälle zu kompensieren

Der mit Abstand beste und wirkungsvollste Schutz, Personalausfälle zu kompensieren, ist eine Personalbemessung, die Ausfälle mit eingerechnet hat, und eine intelligente und vorausschauende Dienstplanung (nettobasierte Dienstplanung). Weitere Alternativen können sein:

- stationsübergreifende Teams, denn größere Organisationsbereiche können Personalausfälle leichter kompensieren.
- Springerpool,
- Arbeitnehmerüberlassung, auch »Leiharbeit« oder »Zeitarbeit« genannt. Hier werden Mitarbeitende zeitlich befristet bei entsprechenden Firmen ausgeliehen. Da sich die Entsenderfirma ihre Dienste ebenfalls bezahlen lässt, ist diese Alternative sehr teuer.
- Stand-by-Verfahren

3.7.1 Einsatzflexible Lösungen

Einsatzflexibilität

Die Dienstzeit wird verplant, der Einsatzort ist offen (z. B. »Joker-Dienste« und Pool-Lösungen); bietet sich an bei einer Wahrscheinlichkeit des Vertretungseintritts von 50 Prozent und mehr.

Springer-Pool

Familienfreundliche und feste Arbeitszeiten für Mitarbeitende im Pflegedienst, dafür aber keine feste Zugehörigkeit zu einem Wohnbereich/Arbeitsbereich bilden die Rahmenbedingungen.
Vorteile: Mitarbeiter mit bestimmten Arbeitswünschen, Mitarbeiter mit einem bestimmten Stundenumfang, übergreifende Organisation.
Nachteile: Mitarbeitende mit zeitlich und fachlich eingeschränkten Möglichkeiten.

Tab. 4: Springer-Pool

	Bereich/Team 1	Bereich/Team 2	Bereich/Team 3	Springerpool
Frühdienst	✓ ✓ ✓ ✓	✓ ⊕ ✓ ✓	✓ ✓ ✓ ✓	? ?
Spätdienst	✓ ✓ ⊕	✓ ✓ ✓	✓ ✓ ✓	? ?

✓ Soll-Besetzung (netto) ⊕ krank bzw. bezahlt abwesend ? dienstplanmäßiger Jokerdienst

Kommt es zu krankheitsbedingten Personalausfällen, wird Ersatz aus dem Springerpool angefordert. Praktische Einschränkungen kann es durch die Vorgaben des TzBfG geben. Den Mitarbeitern sollte die Bestimmung von festen freien Tagen ermöglicht werden.

Joker-Pool

Wohnbereichsübergreifende Planung zusätzlicher Kräfte (je Schicht), ggf. kombiniert mit Stand-by-Diensten für zusätzliche Ausfälle. Die Mitarbeitenden übernehmen rollierend »Joker-Dienste«. Bei überzähliger Besetzung wird die Arbeitsverteilung angepasst oder Freizeit gewährt.
Vorteile: Alle Mitarbeiter sind beteiligt, Einspringen ohne Dienstplanänderung
Nachteil: Pflicht für Alle (Jokerdienst = Vertretungsdienst), Hemmschwelle für AU-Meldung kann sinken.

Tab. 5: Joker-Pool

	Bereich/Team 1	Bereich/Team 2	Bereich/Team 3	Bereich/Team 4
Frühdienst	✓ ✓ ✓ ✓	✓ ⊕ ✓ ✓	✓ ✓ ✓ ✓	✓ ✓ ✓ ✓ ?
Spätdienst	✓ ✓ ⊕	✓ ✓ ✓ ✓	✓ ✓ ✓ ?	✓ ✓ ✓

✓ Soll-Besetzung (netto) ⊕ krank bzw. bezahlt abwesend ? dienstplanmäßiger Jokerdienst

Der dienstplanmäßige Jokerdienst im Frühdienst (Team 4) könnte den Ausfall im Team 2 und der Jokerdienst im Spätdienst (Team 3) den Ausfall in Team 1 kompensieren. Eine arbeitszeitflexible Lösung könnte auch eine flexible Arbeitszeitvereinbarung sein, z. B. lt. Arbeitsvertrag wird eine Basisstundenzahl und ein Korridor für zusätzliche Stunden (bis zu 25 Prozent sind zulässig) vereinbart, um einen höheren Arbeitsanfall auszugleichen. Da diese zusätzlichen Stunden sofort ausgezahlt werden, können Überstunden vermieden werden.

3.7.2 Stand-by-Dienst

Mitarbeitende melden sich kurzfristig vor Dienstbeginn krank. Die Wohnbereichs-/Einsatzleitung greift zum Telefon und versucht Ersatz zu bekommen, indem sie z. B. einen Mitarbeitenden, der im Dienstplan mit »Frei« eingetragen ist, anruft und darum bittet, einzuspringen. Folgende Fakten sind in diesem Zusammenhang häufig zu beobachten:

- Es wird viel Zeit dafür aufgewendet, den »Ersatzmitarbeiter « zu organisieren.
- Bestimmte Mitarbeiter sind in ihrer Freizeit grundsätzlich nicht erreichbar.
- Das »Einspringen« trifft häufig immer bestimmte Mitarbeitende.
- usw.

Diese Situation ist für alle Beteiligten unbefriedigend. Im Voraus steht schon fest, dass es im Verlauf einer Dienstplanperiode/eines Jahres kurzfristige Ausfälle von Mitarbeitenden geben wird. Es steht bloß noch nicht fest, wer ausfällt und wann das sein wird. Organisatorisch kann sich die Einrichtung/der Wohnbereich auf eine solche Situation aber schon einstellen. Eine Möglichkeit hierzu wäre die Organisation eines »Stand-by-Dienstes«.

Definition **Stand-by-Dienst**

Der Stand-by-Dienst ist ein Rufbereitschaftsdienst – nur für kurzfristige Personalausfälle. Mitarbeitende müssen an einigen ihrer freien Tage (z. B. bei acht freien Tagen innerhalb von 4 Wochen hat der Mitarbeitende an 2 Tagen Stand-by-Dienst) rufbereit sein.

Organisiert werden kann diese Rufbereitschaft beispielsweise so, dass der Mitarbeitende mit Stand-by-Dienst an diesen Tagen jeweils morgens, mittags und/oder abends für jeweils eine gewisse Zeit erreichbar ist, um gegebenenfalls bei kurzfristigen Erkrankungen anderer Mitarbeitender den Dienst kurzfristig (z. B. innerhalb von 30 bis 60 Minuten) aufzunehmen. Der Stand-by-Dienst sollte im Dienstplan kenntlich gemacht und gleichmäßig auf die Mitarbeitenden verteilt werden.

Rufbereitschaft

Im Gegensatz zum Bereitschaftsdienst liegt bei der Rufbereitschaft keine Arbeitszeit im Sinne des Arbeitszeitgesetzes vor. Rufbereitschaft ist jedoch als besondere, zusätzliche Leistung der Mitarbeitenden zu bewerten und zu einem Prozentsatz des »normalen Arbeitsentgelts« zu vergüten oder in Freizeit auszugleichen. Ist weder im Arbeitsvertrag noch im Tarifvertrag eine Vergütung vorgesehen, ist entsprechend § 612 Abs. 2 BGB die »übliche Vergütung« zu zahlen.

Rufbereitschaft liegt vor, wenn sich Mitarbeitende auf Anordnung des Arbeitgebers außerhalb der regelmäßigen Arbeitszeit an einer frei gewählten Stelle aufhalten und dem Arbeitgeber mitteilen, wie sie im Bedarfsfall erreichbar sind, um auf Abruf die Arbeit kurzfristig aufzunehmen. Nach § 5 Abs. 3 ArbZG kann in Einrichtungen zur Behandlung, Pflege und Betreuung von Personen die Rufbereitschaft mit der gesetzlichen Ruhezeit nach § 5 Abs. 1 ArbZG zusammengelegt werden. Aus diesem Grund sind auch tatsächliche Inanspruchnahmen (Arbeitsabruf) während der Ruhezeit zulässig. Ergibt sich aus dem Arbeitsabruf eine Kürzung der Ruhezeit die nicht mehr als 5,5 Stunden beträgt (also 50 Prozent), kann diese zu anderen Zeiten ausgeglichen werden. Nach dem Ende des Arbeitsabrufs beginnt also nicht eine neue Ruhezeit von 11 Stunden. Dauert der Arbeitseinsatz aber länger als 5,5 Stunden, muss sich hieran eine neue Ruhezeit von 11 Stunden anschließen.

Rufbereitschaft darf nur angeordnet werden, wenn zu erwarten ist, dass Arbeit zwar gelegentlich anfallen kann, Zeiten ohne Arbeitsanfall aber die Regel sind.

Der Stand-by-Dienst deckt nur kurzfristige Personalausfälle ab, nicht jedoch generell alle Personalausfälle! Die Zeit der stundenweisen Rufbereitschaft wird tarifvertraglich in der Regel mit 12,5 Prozent als Arbeitszeit gewertet. Für anfallende Arbeit während der Rufbereitschaft einschließlich einer etwaigen Wegezeit wird zumeist die Überstundenvergütung gezahlt (abhängig vom Tarifvertrag). Im Rahmen der Mitbestimmungsrechte sind Betriebsrat/MAV an der Aufstellung eines Rufbereitschaftsplanes zu beteiligen.

Fazit **Mehr Qualität**

Eine Stand-by-Dienst-Regelung kann zur Qualitätsverbesserung beitragen, da die Leistungserbringung auch bei kurzfristigen Personalausfällen abgesichert ist.

Hinzu kommt, dass mehr Wirtschaftlichkeit erreicht wird: Während in einer durch den kurzfristigen Personalausfall gekennzeichneten Mangelsituation zusätzlich Zeit für langwierige Ersatzbeschaffung verloren geht, reicht bei der Stand-by-Lösung ein Telefongespräch zur Ersatzbeschaffung aus. Häufig steigt auch die Zufriedenheit der Mitarbeitenden an, da die Mitarbeitenden an den meisten freien Tagen sicher sein können, nicht »Einspringen« zu müssen und sich auf die »Stand-by-Dienste« rechtzeitig einstellen können. Betriebswirtschaftlich sind dem Aufwand für den Stand-by-Dienst (12,5 Prozent Rufbereitschaftsvergütung) die Organisationszeiten für andere Lösungen und ggf. Kosten für mangelnde Qualität (z. B. Regresse) gegenüberzustellen. Einsatzflexible und Arbeitszeitflexible Lösungen können einen Beitrag zum Ausfallmanagement in Pflegeeinrichtungen leisten. Einsatzflexible Lösungen sind z. B. »Springer-Pool« oder »Joker-Dienst«. Arbeitszeitflexible Lösungen sind der »Stand-by-Dienst« oder »flexible Arbeitszeitverträge«.

Definition **Arbeitszeitflexibilität**

Der Einsatzort ist weitestgehend definiert, die Arbeitszeit ist flexibel gestaltet (z. B. »Stand-by-Dienste«, Abrufarbeit). Bietet sich an bei einer Wahrscheinlichkeit des Vertretungseintritts von weniger als 50 Prozent.

3.8 Häufig gestellte Fragen

Können Mitarbeitende verlangen, dass die vertraglich vereinbarte Arbeitszeit verringert wird?

Mitarbeitende in Einrichtungen mit mindestens 15 Mitarbeitenden, die länger als 6 Monate beschäftigt sind können verlangen, dass die vertraglich vereinbarte Arbeitszeit verringert wird (§ 8 TzBfG). Das ermöglicht u. U. im Einzelfall eine verbindliche und langfristige Dienstplanung für eine berufsbegleitende Weiterbildung, Studium oder Freiberuflichkeit.

Gehören Umkleidezeiten zur Arbeitszeit und müssen vergütet werden?

Ob Umkleidezeiten zu vergüten sind, hängt vom Inhalt des Arbeits- oder Tarifvertrags ab. Diese können auch regeln, dass diese Zeiten geringer zu vergüten sind. Das An- und Ablegen vorgeschriebener Dienstkleidung gehört zur vergütungspflichtigen Arbeitszeit, wenn diese Kleidung nicht bereits auf dem Weg zur Pflegeeinrichtung getragen werden kann, weil z. B. einschlägige Hygienevorschriften dem entgegenstehen oder die Dienstkleidung sehr auffällig ist. Das trifft in der Regel insbesondere für stationäre Pflegeeinrichtungen zu.

4 Dienstplanung

Die Dienstplanung muss sich am notwendigen Bedarf der betreuungs- und pflegebedürftigen Personen orientieren, das bedeutet: einerseits am Bedarf der mit dem Pflegesatz bezahlten notwendigen Leistungen und andererseits am zusätzlichen Bedarf für die zusätzlich in Rechnung zu stellenden Leistungen nach § 88 SGB XI und den Leistungen der zusätzlichen Betreuungspersonen nach § 43b SGB XI. Die Dienstplanung muss eine gute, leistungsfähige und wirtschaftliche Versorgung sicherstellen, d. h. es muss auch Reaktionsmöglichkeiten bei Ausfällen von Mitarbeitenden (nettobasierte Planung/Stand-by-Dienst etc.) geben und die Mitarbeitenden werden qualifikationsgerecht im jeweiligen Fachbereich eingesetzt (Mitarbeitende der Hauswirtschaft für hauswirtschaftliche Tätigkeiten und Mitarbeitende der Pflege für betreuende und pflegerische Aufgaben).

Eine gute Versorgung kann durch den bedarfsgerechten Einsatz von genügend Mitarbeitenden (aber nicht mehr als erforderlich!) sichergestellt werden. Bei der Dienstplanung sind aber nicht nur die Interessen der betreuten Menschen mit Hilfe- und Pflegebedarf und die Wünsche und Zufriedenheit der Mitarbeitenden wichtig. Die Wirtschaftlichkeit ist ebenso wichtig und muss berücksichtigt werden. Die Orientierung an der Nettoarbeitszeit ist hierfür unverzichtbar. Kundenorientierung, Zufriedenheit der Mitarbeitenden und Wirtschaftlichkeit stellen keine Gegensätze dar, sondern sind unverzichtbar und bedingen sich gegenseitig.

4.1 Was entspricht dem Idealfall einer Dienstplanung?

Ideal wäre, wenn das Budget (refinanzierte Stellen), der Bestand an Mitarbeitenden (die Zahl der zur Verfügung stehenden Mitarbeitenden entsprechend den Vereinbarungen/Anforderungen) und die Dienstplanbesetzung (Nettopflegezeit) mathematisch übereinstimmen. Häufig ist die IST-Situation leider nicht so. Dann ergibt sich meistens folgendes Bild: Der Soll-Plan entspricht noch der »heilen Welt«, der Ist-

Plan zeigt aber deutliche Überziehungen durch Einspringen (Überstunden oder Zeitarbeitsfirma), nicht genommene freie Tage usw., was zu erheblichen Problemen bei der Wirtschaftlichkeit führen kann. Die Dienstplanbesetzung erzeugt also faktisch mehr Stellen als mit den Kostenträgern vereinbart. Für die Mitarbeitenden bedeutet das häufig Überstunden und kaum planbare Freizeit.

Die Wirtschaftlichkeit des Dienstplans kann wirksam nur über die eingesetzten Nettostunden kontrolliert werden (nettobasiertes Genehmigungsverfahren).

4.2 Wann ist ein Dienstplan gut?

Diese Frage kann nicht allgemein beantwortet werden. Vielmehr müssen unterschiedliche Blickwinkel eingenommen und es muss in der Praxis versucht werden, die unterschiedlichen Anforderungen und Wünsche aller Beteiligten so weit wie möglich zu berücksichtigen:

- aus wirtschaftlicher Sicht der Kosten- und Einrichtungsträger (refinanzierte Mitarbeiterstunden),
- aus Sicht der Bewohner/der Angehörigen,
- aus Sicht der Mitarbeitenden.

Wichtig ist, die Dienstplanung realistisch vorzunehmen. Dabei stellt sich die Frage, unter welchen Rahmenbedingungen die häufig von Mitarbeitenden geäußerten Wünsche »konstante Einhaltung der »Arbeitstage-Woche« oder »jedes zweite Wochenende frei« erreicht werden können.

4.2.1 Praxiserfahrung: »Immer wieder Änderungen«

Giovanni T., 21 Jahre Altenpflegeschüler im 3. Ausbildungsjahr in einer stationären Altenpflegeeinrichtung hat die folgenden Erfahrungen mit Dienstplänen gemacht:

*»Dienstpläne werden nicht so weit im Voraus geschrieben, dass man im privaten Bereich Termine planen kann. Einrichtungsintern ist eigentlich vorgegeben, dass die Dienstpläne 6 Wochen vor dem Starttermin genehmigt und bekannt sein sollen. In der Praxis funktioniert das aber selten! Hinzu kommt, dass immer wieder Änderungen vorgenommen werden, über die dann nachträglich erst informiert wird. Eigentlich muss es so sein, dass die Mitarbeiter vorher gefragt werden, ob der Tausch möglich ist. Nicht selten sind während einer Woche immer wieder Schaukeldienste zu leisten, was sehr anstrengend ist, weil andere Kolleg*innen nicht bereit sind, Spätdienste zu machen. Im Wohnbereich ist*

*grundsätzlich nur die Minimalbesetzung geplant. Fallen dann noch Kolleg*innen durch Krankheit aus, müssen andere Kollegen*innen einspringen und Mehrarbeit leisten. Die angesammelten Überstunden können zumeist nicht abgefeiert werden und werden dann irgendwann ausbezahlt, worüber sich besonders das Finanzamt freut. Auch wenn schon länger bekannt ist, dass einzelne Dienste nicht abgedeckt sind, wird die Ersatzlösung erst sehr spät und kurzfristig gesucht. Die Kolleg*innen, die dann angerufen werden, und aus dem FREI einspringen sollen, fühlen sich immer unter Druck gesetzt.*

*Auszubildende werden häufig wie vollwertige Mitarbeiter*innen eingesetzt und insbesondere auch zu den Zeiten, wo Personalengpässe vorhanden sind oder um das Überstundenfrei für andere Kolleg*innen sicherzustellen. Es fehlt dann oft die Zeit, angeleitet zu werden und Fragen stellen zu können.«*

4.3 Mitarbeiterorientierte Dienstplanung

Einerseits muss die Dienstplanung sich am Kunden Bewohner/Patient und seinem Bedarf orientieren, im Versorgungsvertrag mit dem Kunden Pflegekasse verpflichtet sich die Pflegeeinrichtung andererseits, ihre Leistungen wirtschaftlich zu erbringen (liegt auch im Interesse der Pflegeeinrichtung selbst), und schließlich muss der Dienstplan sich auch am Kunden Mitarbeiter orientieren. Gerade in Zeiten akuten Mangels an Mitarbeitenden müssen Arbeitgeber nicht zuletzt durch ein attraktives Arbeitszeitmodell und eine verlässliche Dienstplanung Mitarbeitende und potenzielle Bewerber überzeugen. Damit wird der Dienstplan u. a. zum Instrument, um Zufriedenheit der Mitarbeitenden zu erreichen.

Durch die häufig unzureichende Verlässlichkeit des Dienstplans in der Pflege und starre, wenig familienfreundliche Arbeitszeiten, werden Freizeitplanung, geregeltes Familienleben und das Abfeiern von Überstunden zu einem Glücksspiel. Deshalb müssen beim Einsatz der Mitarbeitenden und bei der Dienstplanung auch die berechtigten Interessen und Wünsche der Mitarbeitenden berücksichtigt werden, denn ohne Mitarbeitende können Pflegeeinrichtungen die zugesagten Leistungen für ihre Kunden nicht erbringen. Damit Dienstplanung realistisch gelingt, ist schon bei der Planung der mögliche Ausfall von Mitarbeitenden und der sich häufig ändernde Hilfe- und Unterstützungsbedarf bei den Bewohnern/Patienten zu berücksichtigen. Gleichzeitig müssen auch arbeitswissenschaftliche Erkenntnisse und arbeitsrechtliche Vorgaben konsequent beachtet werden, um Überstunden (die nicht abgebaut werden können), zu wenige freie Tage und Wochenenden in der Dienstplanperiode, einen hohen Krankenstand und ein hohes Maß an Frustration bei den Mitarbeitenden zu verhindern.

4.3.1 Praxiserfahrung: »Ständig über dem Soll«

Kim W., Mutter von zwei Kindern, ist Altenpflegeschülerin im 3. Ausbildungsjahr in einem ambulanten Pflegedienst. Auch ihre Erfahrungen mit Dienstplänen sind eher negativ: *»Es wurden genaue Absprachen und Vereinbarungen zum Dienstplan getroffen. Frühe Bekanntgabe des Dienstplans, Urlaubswünsche entsprechend der Schul- und Kindergartenferien zur Vereinbarkeit von Beruf und Kinderbetreuung fest zugesagt.*

Die Realität war schnell eine ganz andere! Dienstpläne wurden kurz vor dem jeweiligen Beginn herausgegeben und ständig geändert. Auch ohne vorherige Rücksprache wurden Dienste getauscht, ebenso wurde der Urlaub aufgrund von Personalmangel verschoben. Die gearbeiteten Ist-Stunden lagen jeden Monat über den geplanten Soll-Stunden. Die Nachtruhe fand aufgrund der regelmäßigen Wechsel keine Berücksichtigung. Schnell war mir klar: In diesem Pflegeunternehmen und unter diesen Bedingungen ist die Vereinbarkeit von Arbeit und Familie unmöglich.«

4.4 Grundlagen der Dienstplanung

Der Dienstplan soll bedarfsgerechten, wirtschaftlichen und mitarbeiterorientierten Ansprüchen gerecht werden. Um das zu erreichen, empfiehlt es sich, systematisch vorzugehen. Eine gute Hilfe und Orientierung kann dabei der von Michael Wipp entwickelte »Regelkreis«[36] geben.

Tab. 6: Regelkreis der Dienstplanung

1. Schritt	2. Schritt	3. Schritt	4. Schritt
qualitative und quantitative Grundlagen der Dienstplanung	**Mitarbeiter-Einsatzplanung im Tag- und Nachtdienst**	**Dienstplanerstellung und Gestaltung Planung von Arbeitsabläufen**	**Dienstplanauswertungen und Beurteilung des Mitarbeitereinsatzes**
↑	↑	↑	↑
Kriterien/Festlegungen zur Mitarbeiterzahl: Personal-Anhaltswerte, Budget, Leistungsnachfrage etc.	Bewohnerstruktur, Mitarbeiterstruktur	tägl. Einsatzplanung: Steckapfel, Ablaufbeschreibungen, Tourenplanungen, Pflegeleitbild/Pflegekonzept	gesetzliche/vertragliche Grundlagen

[36] Wipp, M, Sausen P (2018): Regelkreis der Einsatzplanung. Vincentz. Hannover

4.4.1 Die verfügbare Arbeitszeit

Wichtig für die Dienstplaner ist, die tatsächlich planbaren Arbeitszeitanteile zu kennen. Aus den Arbeitsverträgen der Mitarbeitenden ergibt sich die vereinbarte wöchentliche (monatliche) (Brutto-)Arbeitszeit, die sich aus verschiedenen Anteilen zusammensetzt (z. B. auch bezahlte Abwesenheitszeit für Urlaub, Fortbildung, Krankheit). Nur die Nettoarbeitszeit steht zur Verplanung im Dienstplan zur Verfügung. Die Gestaltung des Dienstplans scheint mit größeren Problemen verbunden zu sein, denn

- Mitarbeitende haben den Eindruck, dass ihre Wünsche nicht wahrgenommen und berücksichtigt werden,
- einzelne Mitarbeitende fühlen sich ungerecht eingesetzt,
- nach nur einer Woche ist der Dienstplan für den aktuellen Monat bereits obsolet, weil unerwartete Personalausfälle alle vorherigen Planungen zunichtemachen,
- rechtliche Vorgaben stehen häufig den Wünschen der Mitarbeitenden entgegen.

Darüber hinaus müssen Qualitätsvorgaben von Aufsichtsbehörden beachtet werden, u. a. muss die Kontinuität bei der Leistungserbringung gewahrt und die Schichtbesetzungen an Wochenenden/Feiertagen und Werktagen bzw. im Früh- und Spätdienst vergleichbar sein.

4.4.2 Was wollen wir mit der Dienstplanung erreichen?

- Die Dienstplanung soll die Einhaltung der vertraglichen Regelungen ermöglichen (Versorgungs-, Pflege-, Wohn- und Betreuungs- und Arbeitsvertrag) und die Qualität der Dienstleistungen für die Kunden sicherstellen,
- die Dienstplanung soll die gesetzlichen und rechtlichen Vorgaben berücksichtigen (u. a. Arbeitszeitgesetz, Teilzeit- und Befristungsgesetz, Bundesurlaubsgesetz, Betriebsverfassungsgesetz, Jugendarbeitsschutzgesetz, Mutterschutzgesetz, Aufwendungsausgleichsgesetz, Pflegeversicherungsgesetz),
- der Dienstplan soll die Mitarbeitenden über die Tage und die Arbeitszeiten informieren,
- die Dienstplanung soll für die Mitarbeitenden eine gute Vereinbarkeit von Arbeit und Privatleben ermöglichen.

Der Dienstplan muss sich daran orientieren, wie viele Mitarbeitende mit welcher Qualifikation und Erfahrung für die Erledigung der notwendigen, zugesagten Leistungen für die zu versorgenden Menschen, unter Beachtung der vorgegebenen Standards (Expertenstandards, Leitbild, Pflegekonzept usw.) notwendig sind. Die Realität sieht oft leider völlig anders aus, insbesondere in der stationären Langzeitpflege: Die Platzkapazitäten sind in der Regel komplett ausgeschöpft, unabhängig davon, ob mit den vorhandenen Mitarbeitenden die versprochene, qualitativ gute Pflege geleistet werden kann.

Neben den betreuungs- und pflegebedürftigen Menschen sind aber auch die tatsächlichen Leistungserbringer, die Mitarbeitenden, in den Blick zu nehmen, die aufgrund gültiger Arbeitsverträge und gesetzlich garantierter Gesetze (z. B. Arbeitsschutzgesetze) und Regelungen Anspruch auf entsprechend gestaltete Rahmenbedingungen haben. Auch hier gibt es oft eine erhebliche Diskrepanz zwischen Anspruch und Wirklichkeit. Der Deutsche Berufsverband für Pflegeberufe (DBfK) hat im Dezember 2018 unter Mitarbeitenden in der Pflege eine Umfrage zum Thema »Arbeitszeit und Dienstplanung« durchgeführt.

Danach erwarten die befragten Mitarbeitenden von einem verlässlichen und nachhaltigen Dienstplan, dass ...

- genügend Personal eingeplant ist, um das Arbeitsaufkommen angemessen abdecken zu können (62,2 Prozent),
- dieser mindestens 4 Wochen vor dem ersten Geltungstag verbindlich vorliegt (44,3 Prozent),
- dieser Puffer für kurzfristige Personalausfälle beinhaltet (38,3 Prozent),
- dieser verlässlich ist (35,4 Prozent),
- die Wünsche der Mitarbeitenden berücksichtigt werden (34,3 Prozent),
- dieser fair und gerecht ist (30,2 Prozent).

Für die Mitarbeitenden ergibt sich eine hohe Belastung, insbesondere durch das kurzfristige Übernehmen von Diensten, die sich in der Unvereinbarkeit von Familie und Beruf, dem Verzicht auf Freizeit und der fehlenden Erholung zeigt. Dieser Befund ist alarmierend. Teilweise ist das durch den allgemeinen Mangel an Mitarbeitenden in der Pflege begründet, aber auch auf fehlende Konzepte in den Einrichtungen zurückzuführen, z. B. fehlen häufig Konzepte, um Ausfälle der Mitarbeitenden zu kompensieren.

Im Rahmen der Befragung äußerten Mitarbeitende u. a. folgende konkrete Wünsche:

- Der Vorlauf des verbindlichen Dienstplanes soll mehr als 4 Wochen betragen, z. B. 2, 3, 6 Monate bis zu einem Jahr.
- Die Arbeitszeiten sollen familienfreundlich gestaltet sein (z. B. Vereinbarkeit der Arbeitszeiten mit den Kita- bzw. Schulzeiten).
- Personalausfälle sollen durch entsprechende Konzepte abgemildert werden (z. B. durch Stand-by-Dienste, nettobasierte Dienstplanung).
- regelmäßige Dienste (auch an Wochenenden) ohne ständige Wechsel,
- nach dem Nachtdienst ausreichend frei,
- das Privatleben soll bei der Dienstplanung berücksichtigt und eine gute Vereinbarkeit von Dienst und Privatleben ermöglicht werden,
- dass Pflegende die Dienstpläne erstellen,
- eine gute Durchmischung der Schichten mit jüngeren und älteren sowie fachlich versierten und weniger versierten Mitarbeitenden.

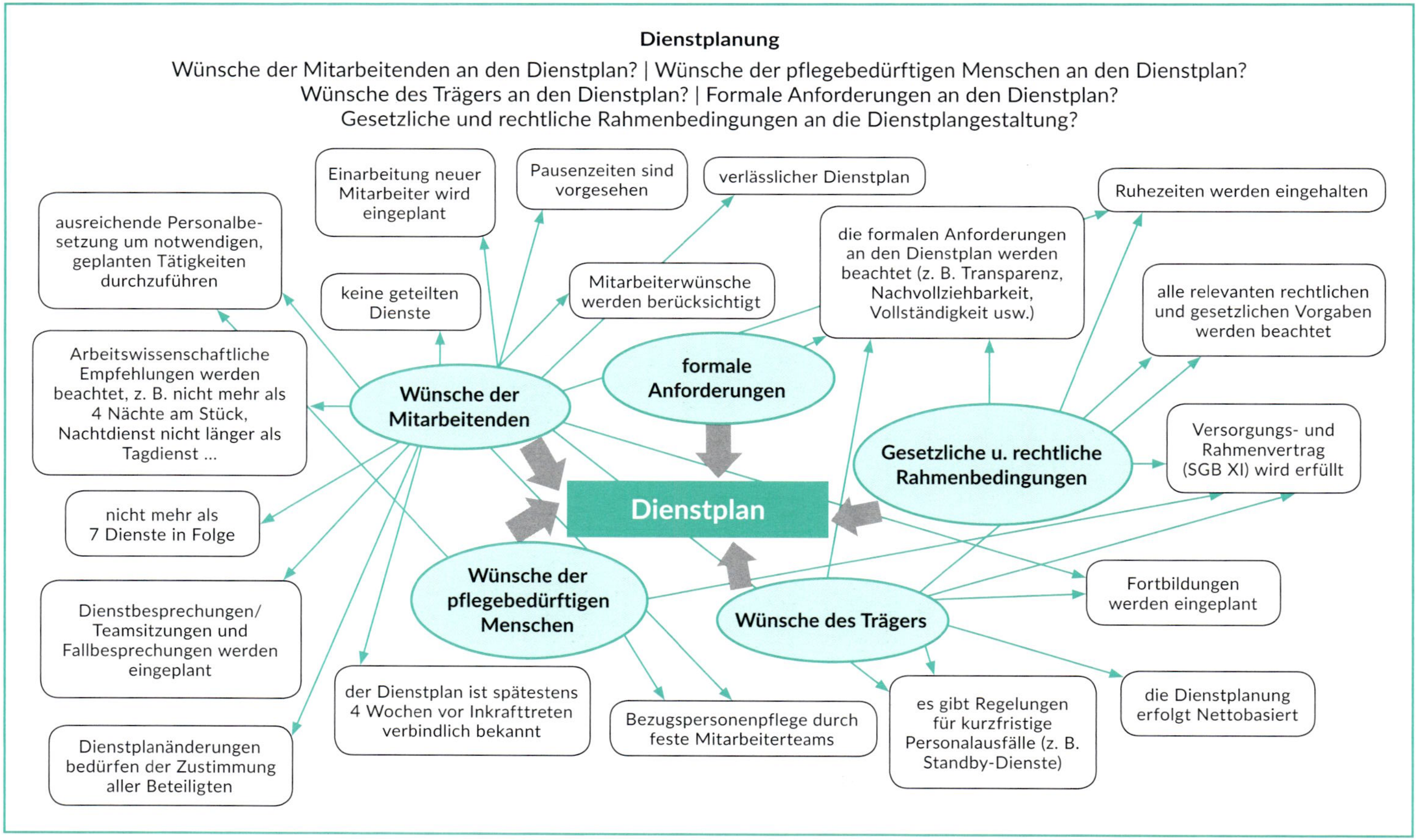

Abb. 11: Wünsche an Dienstplanung (in Anlehnung an Christine Klapperich).

Was lehnen Mitarbeitende bezogen auf den Dienstplan ab?[37]

- mehr als sieben Dienste/Schichten in Folge,
- geplante Überstunden ohne vorherige Absprache,
- kurze Wechsel zwischen den Schichten,
- Vollzeit- und Teilzeitmitarbeitende wollen nicht gegenseitige Lückenschließer sein.

Unternehmerische Risiken dürfen nicht weiter auf die Mitarbeitenden abgewälzt werden. Einrichtungen, die Mitarbeitenden gute Arbeitsbedingungen bieten, ihnen Wertschätzung, Anerkennung und Respekt entgegenbringen und sich bewusst sind, dass Mitarbeitende auf der Basis des Arbeitsvertrages in der Regel nicht ihr Leben, sondern lediglich einen äußerst begrenzten Zeitanteil davon »verkauft« haben, werden sich hüten, unrechtmäßig mehr zu fordern und zumindest die gesetzlichen Vorgaben einhalten, die leider nicht selten missachtet werden.

Professionell Pflegende arbeiten in der Pflege häufig länger als es das Gesetz erlaubt, halten immer wieder das gesetzliche Mindestmaß ihrer Ruhepausen nicht ein und erhalten wiederholt nicht die gesetzlich vorgesehene Ruhezeit zwischen den Diensten.

Jede Anstrengung für eine verlässliche und längerfristige Dienstplanung und gute Arbeitsbedingungen lohnt sich, denn zufriedene Mitarbeiter leisten mehr, werden seltener krank, sind die allerbesten Werbeträger der Einrichtungen und senken insgesamt die Kosten. *»Die Versorgung der betreuungs- und pflegebedürftigen Menschen hat Vorrang!« Diese oder ähnliche Aussagen kann man in Leitbildern und Hochglanzprospekten von Pflegeeinrichtungen lesen. Aber: Ist das strategisch dauerhaft ein hilfreicher Ansatz? Bedeutet das nicht die Missachtung rechtlicher Vorschriften (z. B. Arbeitszeitgesetz)? Deshalb: Eine verlässliche Versorgung der Menschen kann nur im Rahmen der zur Verfügung stehenden Personalressourcen zugesagt werden.«*[38]

Info

Das scheinbar unlösbare Dilemma: Der Dienstplan ist ein Plan mit einem kurzen Zeit-Wert! Die betreuten hilfe- und pflegebedürftigen Personen, die ins Krankenhaus gehen, sind nicht planbar und Mitarbeitende, die sich arbeitsunfähig melden, sind auch nicht planbar. Warum sollen wir also einen Plan erstellen?

---

[37] Vgl. ebd.

[38] Vgl. Müller 2020

Der Dienstplan ist ein Teil der vom Pflegemanagement zu leistenden betrieblichen Organisationsarbeit. Er ist ein Muss (Pflicht) und keine Kür. Die Notwendigkeit der Festlegung der Arbeitszeiten im Dienstplan, in denen der Arbeitnehmer seine Arbeitsleistung zu erbringen hat, ergibt sich aus den gesetzlichen und tarifvertraglichen Arbeitszeitbestimmungen und aus der Fürsorgepflicht des Arbeitgebers. Eine regelmäßig unvorhersehbare Arbeitszeit oder willkürliche Regelungen sind unzulässig. Dienst- und Personaleinsatzpläne sind Führungs- und Planungsinstrumente: Welcher Mitarbeiter soll wann, welche Leistung, mit welcher Zeitvorgabe, bei welchem Patienten/Bewohner durchführen? Der in der Altenpflege notwendige und sinnvolle Einsatz der Mitarbeitenden für den Pflege-, Betreuungs- und Arbeitsaufwand wird im Einsatz- bzw. Dienstplan, unter Berücksichtigung arbeitsorganisatorischer und rechtlicher Aspekte, dargestellt. Ebenso müssen die Wünsche und Bedürfnisse der betreuungs- und pflegebedürftigen Menschen einerseits und die Wünsche und Forderungen der Mitarbeitenden andererseits so weit wie möglich in die Planung einbezogen werden.

Im Rahmen der Dienst- und Urlaubsplanung werden die An- und Abwesenheitszeiten der Mitarbeitenden geplant und festgelegt. Ein Einsatzplan legt fest, welche Aufgaben die Mitarbeitenden während des Dienstes konkret auszuführen haben (z. B. Tourenplan in der ambulanten Pflege und stationären Pflege).[39]

4.5 Ziel und Zweck des Dienstplans[40]

Der eigentliche Zweck betrieblicher Arbeitszeitgestaltung besteht darin, einen Rahmen für die Erledigung bestimmter Arbeitsaufgaben in einer für alle Beteiligten akzeptablen Form bereitzustellen. Dauer und Verteilung der Arbeitszeit müssen sich nach den Erfordernissen der jeweiligen Arbeitsaufgabe richten und nicht umgekehrt. Die Aufstellung von Dienstplänen ist u. a. aus folgenden Gründen notwendig:

- Organisation der Arbeitsabläufe zwischen Pflegedienst und den anderen Arbeitsbereichen,
- effizientes Arbeiten innerhalb des Bereichs,
- Gewährleistung der Mitbestimmungsrechte von BR/MAV,
- gleichmäßige Verteilung des Belastungsgrades für alle Mitarbeitenden,
- Abrechnung der tariflichen Zulagen und Zeitzuschläge,
- Nachweis im Zusammenhang mit Haftungsfragen.

---

[39] Ebd.

[40] Ebd.

Dienstpläne dienen…
- der Information: Wer hat wann Dienst? Wie sieht die geplante Mitarbeiterbesetzung unter Beachtung der Bedürfnisse der betreuungs- und pflegebedürftigen Personen und der Wünsche der Mitarbeitenden aus? Der Dienstplan bestimmt die An- und Abwesenheit der Mitarbeitenden im Dienst und damit auch ihre Freizeit.
- der Nachprüfbarkeit: Wer hatte wann Dienst? Wie war die tatsächliche Ist-Besetzung? Wie hoch ist/war die Mitarbeiterausfallquote?
- der Qualitätssicherung: Wie viele Fachpersonen sind eingesetzt? Reicht die Zahl der eingesetzten Mitarbeitenden aus? Wird ein hohes Maß an Zufriedenheit bei den betreuungs- und pflegebedürftigen Personen und Mitarbeitenden erreicht?

Meinungsverschiedenheiten im Team der Mitarbeitenden entzünden sich häufig am Dienstplan, der damit oft zum Stimmungsbarometer im Team wird. Ein guter Dienstplan leistet einen Beitrag zur Qualität der Pflege, zur Zufriedenheit der betreuungs- und pflegebedürftigen Personen und zur Motivation der Mitarbeitenden. Bei der Einsatzplanung der Mitarbeitenden sind selbstverständlich auch wirtschaftliche Aspekte zu berücksichtigen. Wirtschaftliches Handeln ermöglicht erst die soziale Dienstleistung Pflege.

Was passiert, wenn zu viele Arbeitsstunden am Tag verplant werden, ist absehbar. Am Monatsende werden Überstunden auflaufen. Die Folge sind Unwirtschaftlichkeit und zusätzliche Überstunden, die es an anderer Stelle wieder abzubauen gilt. Auch wird die Freizeit der Mitarbeitenden eingeschränkt, da sie ihre zustehenden freien Tage (teilweise) nicht erhalten. Überstunden lösen die Probleme in der Regel nicht, sondern verlagern diese nur in die Zukunft.

4.6 Formale Anforderungen an den Dienstplanvordruck und Hinweise zur Handhabung

Dienstpläne dienen der Information, der Nachprüfbarkeit und der Qualitätssicherung. Dienstplanvordrucke stellen Transparenz, Nachvollziehbarkeit und Vollständigkeit des Dienstplans sicher. Der Dienstplan sieht pro Mitarbeitendem mindestens drei Zeilen vor. Der Dienstplan sollte folgende Mitarbeiterbezogene Informationen enthalten:
- Vor- und Nachname
- Qualifikation
- Funktion
- Beschäftigungsumfang
- Name der Pflegeeinrichtung,
- Arbeitsbereich,
- Zeitraum für den der Dienstplan gilt,
- Genehmigungsvermerk (Datum, Unterschrift).

4.6.1 Transparenz

Alle Mitarbeitenden kennen die im Dienstplan verwendeten Kürzel und Symbole. Eine Legende gibt die entsprechenden Erläuterungen. Es empfiehlt sich in der Praxis, für alle Bereiche einer Einrichtung einen einheitlichen Vordruck und die gleichen Kürzel und Symbole zu verwenden.

4.6.2 Nachvollziehbarkeit

Überkleben, Radieren, Tipp-Ex oder Überschreiben sind im Dienstplan verboten. Der Plan muss jederzeit eine Rekonstruktion des Einsatzes der Mitarbeitenden ermöglichen. Eintragungen müssen mit wasserfestem, dokumentenechtem Stift (kein Bleistift!) vorgenommen werden. Erfolgt die Dienstplanung mithilfe eines entsprechenden Dienstplan-Programms müssen die Zugriffs- und Schreibrechte eindeutig geregelt sein. Darüber hinaus muss sichergestellt sein, dass alle Änderungen nachvollziehbar sind.

4.6.3 Vollständigkeit

Am Ende der jeweiligen Dienstplanperiode müssen Plus- und Minusstunden genau bilanziert und die Herkunft möglicher freier Tage ausgewiesen werden. Jede Dienstplanänderung ist korrekt einzutragen.

4.6.4 Mindestens drei Zeilen

Der Dienstplanvordruck sollte pro Mitarbeitendem mindestens drei Zeilen vorsehen: In der 1. Zeile (= Soll-Zeile) werden die geplanten Dienste sowie die vorhersehbaren Abwesenheiten eingetragen. Es ist unbedingt darauf zu achten, dass in der ersten Zeile keine freien Felder bleiben (auch nicht bei Teilzeitmitarbeitenden). Die 2. Zeile (= Ist-Zeile) ist für Änderungen des Dienstplanes vorgesehen und in der 3. Zeile können Zeitabweichungen oder andere Besonderheiten dokumentiert werden.

Der Datenschutz ist unbedingt zu beachten!

4.7 Sollvorgaben im Dienstplan

Die Soll-Vorgaben der Arbeitstage/Schichten und freien Tage ergeben sich in der Regel aus den Dienstplangrundformen (Arbeitszeitmodell). Die Darstellung der Dienstplangrundformen im Dienstplan kann beispielhaft den folgenden Tabellen entnommen werden. Hier können auch die Eintragungen von Dienstplanänderungen in der Ist-Zeile nachvollzogen werden.

Die Kürzel haben folgende Bedeutung:
F = Frühdienst; S = Spätdienst; X = Frei; K = Krank; U = Urlaub.

Tab. 7: Dienstplanausschnitt 6-Arbeitstage-Woche

Mitarbeiter Namen	M	Di	Mi	Do	Fr	Sa	So	M	Di	Mi	Do	Fr	Sa	So	
Müller, Barbara	F	F	F	F	F	X	X	S	S	S	S	S	S	S	Soll-Zeile
						F		X							Ist-Zeile
Lesch, Christine	S	S	S	S	S	S	S	F	F	F	F	F	X	X	Soll-Zeile
		K													Ist-Zeile

Tab. 8: Dienstplanausschnitt 5,5-Arbeitstage-Woche

Mitarbeiter Namen	M	Di	Mi	Do	Fr	Sa	So	M	Di	Mi	Do	Fr	Sa	So	
Müller, Barbara	F	F	F	F	U	X	X	U	S	X	S	S	S	S	Soll-Zeile
															Ist-Zeile
Lesch, Christine	S	X	S	S	S	S	S	F	F	F	F	F	X	X	Soll-Zeile
		K										S			Ist-Zeile

Tab. 9: Dienstplanausschnitt 5-Arbeitstage-Woche

Mitarbeiter Namen	M	Di	Mi	Do	Fr	Sa	So	M	Di	Mi	Do	Fr	Sa	So	
Müller, Barbara	X	F	F	F	F	X	X	S	X	S	S	S	S	S	Soll-Zeile
						F		X	K	K	K				Ist-Zeile
Lesch, Christine	S	S	X	S	S	S	S	F	F	X	F	F	X	X	Soll-Zeile
											S				Ist-Zeile

4.7.1 Dezimalzahlen und Stunden/Minuten umrechnen

Da eine Stunde 60 Minuten hat tauchen in der Praxis immer wieder Fragen auf, wie Dezimalzahlen in Stunden und Minuten umgerechnet werden können. Mit der Zahl vor dem Komma ist das kein Problem, denn diese wird als volle Stundenzahl übernommen. Aber wie sieht es mit der Zahl nach dem Komma aus? So geht's:

Umrechnung Dezimalzahl in Minuten
Formel: Dezimalzahl mal 60 (Minuten) ergibt den Minutenwert
0,7 × 60 = 42 Minuten
0,67 × 60 = 40 Minuten
0,27 × 60 = 16 Minuten

Umrechnung Minuten in Dezimalzahl
Formel: Minutenwert geteilt durch 60 (Minuten) ergibt die Dezimalzahl
42 Minuten ÷ 60 = 0,7
40 Minuten ÷ 60 = 0,67
25 Minuten × 60 = 0,42
16 Minuten × 60 = 0,27

4.8 Konzepte für die Planungsphase (beispielhaft)

4.8.1 »Selbstplanung« im Team

Die Dienstplanerstellung im Team eignet sich insbesondere für überschaubare Mitarbeitendenteams, z. B. bei kleineren Pflegediensten, größeren Pflegediensten mit mehreren Teams (in der ambulanten, teilstationären oder stationären Pflege).

Voraussetzung ist, dass die Zahl der Touren bzw. die erforderliche, ausreichende Personalbesetzung in den einzelnen Schichten festgelegt ist und das es einvernehmliche Regelungen zum Einsatz der Mitarbeitenden (z. B. auch zu ungünstigen Zeiten) gibt.

Ein interessantes Konzept, das ein hohes Maß an Eigenverantwortung der Mitarbeitenden erfordert. Es sind Vorgaben zum Einsatzprofil der Mitarbeitenden und zu maximalen Plus- und Minusstunden notwendig. Die Letztentscheidung liegt bei der PDL.

4.8.2 Der »Wunschdienstplan«

Grundsätzlich gilt es, die organisatorische Notwendigkeit der verlässlichen Versorgung der betreuungs- und pflegebedürftigen Kunden einerseits und die Wünsche der

Mitarbeitenden an den Dienstplan andererseits in Einklang zu bringen. Damit das in der Praxis gelingen kann, müssen zwischen der Leitung (dem Dienstplaner) und den Mitarbeitenden Absprachen erfolgen und Regeln festgelegt werden.

Beispiele für Regeln:

- Wünsche, z. B. max. drei pro Monat, müssen bis zu einem festgelegten Zeitpunkt in einer vereinbarten Form mitgeteilt werden.
- Die Leitung (Dienstplaner) versucht, die Wünsche so weit wie möglich (ohne Rechtsanspruch) zu berücksichtigen. Ist das nicht möglich, erfolgt eine Begründung und gemeinsam mit dem Mitarbeitenden die Suche nach einer Kompromisslösung.
- Werden keine Wünsche von den Mitarbeitenden mitgeteilt, gibt es auch keine individuellen Wünsche!
- Individuelle Wünsche bezüglich Dienstbeginn oder -ende, z. B. wegen Kinderbetreuung, können befristet vereinbart werden.
- Der veröffentlichte Dienstplan ist verbindlich. Änderungswünsche sind dann nur noch in begründeten Ausnahmefällen und nach vorgegebenen Kriterien möglich (z. B. es gibt einen Tauschpartner mit gleicher Qualifikation) und werden vorab durch den Dienstplanenden genehmigt und eingetragen.

4.9 Der (rollierende) Rahmendienstplan

Es kann hilfreich sein, einen am Bedarf der zu betreuenden Personen und an den individuellen Wünschen der Mitarbeitenden orientierten Rahmendienstplan zu erstellen. Darin werden die regelmäßigen freien Tage und die Schichten festgelegt. In einem (rollierenden) Rahmendienstplan (RDP) wiederholen sich die Dienste und freien Tage und können den Mitarbeitenden weitgehend eine langfristige Planung ihrer privaten Termine ermöglichen.

4.9.1 Wie finden Sie die folgende Idee?

Auf der Basis entsprechender Vorgaben und eines mit den Mitarbeitenden vereinbarten Rahmendienstplanes planen die Mitarbeitenden im Team den endgültigen Dienstplan für die entsprechende Dienstplanperiode und lassen diesen dann von der verantwortlichen Leitungsebene genehmigen. Der Rahmenplan muss jeweils nur noch an die aktuelle Situation angepasst werden, was den Planungsaufwand deutlich reduziert.

▸ Abb. 12 zeigt einen Rahmendienstplan für eine 10-Wochen-Periode mit rollierenden freien Wochentagen und einem freien Wochenende in der Doppelwoche auf der Basis einer 5-Arbeitstage-Woche.

10 Wochen Rahmenplan mit rollierenden freien Wochentagen im Rahmen einer 5-Arbeitstagewoche

	M	D	M	D	F	S	S	M	D	M	D	F	S	S	M	D	M	D	F	S	S	M	D	M	D	F	S	S	M	D	M	D	F	S	S
M1	S	S	S	S	■	■	■	■	F	F	F	F	F	F	S	■	S	S	S	■	■	F	F	■	F	F	S	S	S	S	S	■	S	■	■
M2	S	S	■	S	S	■	■	F	F	F	■	F	F	F	S	S	S	S	■	■	■	■	F	F	F	F	S	S	S	■	S	S	S	■	■
M3	■	S	S	S	S	■	■	F	■	F	F	F	S	S	S	S	■	S	S	■	■	F	F	F	■	F	F	F	S	S	S	S	■	■	■
M4	S	S	S	■	S	■	■	F	F	F	F	■	S	S	■	S	S	S	S	■	■	F	■	F	F	F	F	F	S	S	■	S	S	■	■
M5	S	■	S	S	S	■	■	F	F	■	F	F	F	F	S	S	S	■	S	■	■	F	F	F	F	■	S	S	■	S	S	S	S	■	■
M6	S	S	S	S	■	■	■	■	F	F	F	F	S	S	S	■	S	S	S	■	■	F	F	■	F	F	F	F	S	S	S	■	S	■	■
M7	S	S	S	■	S	■	■	F	F	F	F	■	F	F	■	S	S	S	S	■	■	F	■	F	F	F	S	S	S	S	■	S	S	■	■
M8	■	S	S	S	S	■	■	F	■	F	F	F	S	S	S	S	■	S	S	■	■	F	F	F	■	F	F	F	S	S	S	S	■	■	■
M9	F	F	F	■	F	F	F	S	S	S	S	■	■	■	■	F	F	F	F	S	S	S	■	S	S	S	■	■	F	F	■	F	F	F	F
M10	F	■	F	F	F	S	S	S	S	■	S	S	■	■	F	F	F	■	F	F	F	S	S	S	S	■	■	■	■	F	F	F	F	S	S
M11	F	F	F	F	■	S	S	■	S	S	S	S	■	■	F	■	F	F	F	F	F	S	S	■	S	S	■	■	F	F	F	■	F	S	S
M12	■	F	F	F	F	F	F	S	■	S	S	S	■	■	F	F	■	F	F	S	S	S	S	S	■	S	■	■	F	F	F	F	■	F	F
M13	F	F	■	F	F	S	S	S	S	S	■	S	■	■	F	F	F	F	■	F	F	■	S	S	S	S	■	■	F	■	F	F	F	S	S
M14	F	■	F	F	F	F	F	S	S	■	S	S	■	■	F	F	F	■	F	S	S	S	S	S	S	■	■	■	■	F	F	F	F	F	F
M15	F	F	F	F	■	S	S	■	S	S	S	S	■	■	F	■	F	F	F	F	F	S	S	■	S	S	■	■	F	F	F	■	F	S	S
M16	■	F	F	F	F	F	F	S	■	S	S	S	■	■	F	F	■	F	F	S	S	S	S	S	■	S	■	■	F	F	F	F	■	F	F

Abb. 12: Rahmendienstplan für eine 10-Wochen-Periode mit rollierenden freien Wochentagen und einem freien Wochenende in der Doppelwoche auf der Basis einer 5-Arbeitstage-Woche.

M	D	M	D	F	S	S	M	D	M	D	F	S	S	M	D	M	D	F	S	S	M	D	M	D	F	S	S	M	D	M	D	F	S	S
F	F	F	F	■	F	F	■	S	S	S	S	■	■	F	■	F	F	F	S	S	S	S	■	S	S	■	■	F	F	F	■	F	F	F
F	F	■	F	F	F	F	S	S	S	■	S	■	■	F	F	F	F	■	S	S	■	S	S	S	S	■	■	F	■	F	F	F	F	F
■	F	F	F	F	S	S	S	■	S	S	S	■	■	F	F	■	F	F	F	F	S	S	S	■	S	■	■	F	F	F	F	■	S	S
F	F	F	■	F	S	S	S	S	S	S	■	■	■	■	F	F	F	F	F	F	S	■	S	S	S	■	■	F	F	■	F	F	S	S
F	■	F	F	F	F	F	S	S	■	S	S	■	■	F	F	F	■	F	S	S	S	S	S	S	■	■	■	■	F	F	F	F	F	F
F	F	F	F	■	S	S	■	S	S	S	S	■	■	F	■	F	F	F	F	F	S	S	■	S	S	■	■	F	F	F	■	F	S	S
F	F	F	■	F	F	F	S	S	S	S	■	■	■	■	F	F	F	F	S	S	S	■	S	S	S	■	■	F	F	■	F	F	F	F
■	F	F	F	F	S	S	S	■	S	S	S	■	■	F	F	■	F	F	F	F	S	S	S	■	S	■	■	F	F	F	F	■	S	S
S	S	S	■	S	■	■	F	F	F	F	■	S	S	■	S	S	S	S	■	■	F	■	F	F	F	F	F	S	S	■	S	S	■	■
S	■	S	S	S	■	■	F	F	■	F	F	F	F	S	S	S	■	S	■	■	F	F	F	F	■	S	S	■	S	S	S	S	■	■
S	S	S	S	■	■	■	■	F	F	F	F	F	F	S	■	S	S	S	■	■	F	F	■	F	F	S	S	S	S	S	■	S	■	■
■	S	S	S	S	■	■	F	■	F	F	F	S	S	S	S	■	S	S	■	■	F	F	F	■	F	F	F	S	S	S	S	■	■	■
S	S	■	S	S	■	■	F	F	F	■	F	F	F	S	S	S	S	■	■	■	■	F	F	F	F	S	S	S	■	S	S	S	■	■
S	■	S	S	S	■	■	F	F	■	F	F	S	S	S	S	S	■	S	■	■	F	F	F	F	■	F	F	■	S	S	S	S	■	■
S	S	S	S	■	■	■	■	F	F	F	F	F	F	S	■	S	S	S	■	■	F	F	■	F	F	S	S	S	S	S	■	S	■	■
■	S	S	S	S	■	■	F	■	F	F	F	S	S	S	S	■	S	S	■	■	F	F	F	■	F	F	F	S	S	S	S	■	■	■

4

4.10 Methodik der Dienstplanerstellung

Die Dienstplanerstellung basiert auf den zur Verfügung stehenden Personalressourcen (Netto-Arbeitszeit = Budget) der Belegungssituation/Nachfragesituation. Die Arbeitsverträge der Mitarbeitenden setzen den Rahmen, in dem die an die Pflegeeinrichtung »verkauften« Stunden im Rahmen der nettobasierten Dienstplanung verplant werden können. Das Budget wird »gegen 0« unter Beachtung der Struktur der Mitarbeitenden verplant. Wichtig ist, dass die geplanten Stunden den refinanzierten Stellen entsprechen und die Schichten zu den Arbeitsverträgen der Mitarbeitenden passen. Bei der Dienstplanerstellung empfiehlt sich ein methodisches Vorgehen (▸ Tab. 10).

Tab. 10: In 10 Schritten zum Dienstplan.

Nr.	Arbeitsschritt
1	Arbeitsanfall (Bedarf und Wünsche der Bewohner, der Mitarbeitenden und der Einrichtung) ermitteln.
2	Wochenendrhythmus und freie Tage der einzelnen Mitarbeitenden entsprechend dem Rahmenplan eintragen.
3	Fest zugesagte Dienste eintragen.
4	Feststehende Abwesenheiten eintragen.
5	Dienste an Feiertagen besetzen.
6	Nachtdienste eintragen (falls kein separater Nachtwachen-Dienstplan vorgesehen ist).
7	Tagdienste, und »Vertretungs-Dienste« und »Stand-by-Dienste« eintragen.
8	Vorplanung überprüfen (Soll-Ist Abgleich) und ggf. korrigieren/anpassen.
9	Endkontrolle durchführen.
10	Dienstplan genehmigen (Genehmigungsvermerk anbringen).

In der Praxis empfiehlt es sich, die Schritte 1 bis 4 und alle Informationen und Fakten permanent sofort in die Vorplanung einzutragen.

4.11 Mehrarbeit und Überstunden

Überstunden sind die auf Anordnung geleisteten oder wissentlich geduldeten Mehrarbeitsstunden. Grundsätzlich werden Überstunden durch Freizeit abgegolten, können aber, wenn Einvernehmen zwischen den Beteiligten besteht, auch bezahlt werden. Nur wenn Mitarbeitende ausscheiden und deswegen ein »Abfeiern« nicht mehr möglich ist, haben die Mitarbeitenden Anspruch auf Bezahlung. Mitarbeitende sind grundsätzlich nicht zur Leistung von Überstunden verpflichtet (manchmal höre ich in diesem Zusammenhang auch den Begriff der Dienstverpflichtung!?). Über den vereinbarten Stundenumfang hinaus müssen Mitarbeitende – außer zur Abwehr von schwerwiegenden Ereignissen – nur tätig werden, wenn sich das aus dem gültigen auf die Einrichtung anzuwendenden Tarifvertrag oder dem Arbeitsvertrag ergibt.

Info
Es gilt der Grundsatz des § 4 Teilzeit- und Befristungsgesetz (TzBfG): Teilzeitbeschäftigte Mitarbeitende dürfen gegenüber vergleichbaren vollzeitbeschäftigten Mitarbeitenden nicht schlechter gestellt werden. Dem entgegenstehende Vereinbarungen sind unwirksam! (BAG 19. 12. 2018, AZ.: 10 AZR 231/18).

Überstunden entstehen in der Regel aufgrund eines wenig optimalen Personalkonzeptes. Netto- statt bruttobasierte Dienstplanung sind eine wesentliche Voraussetzung für ein gutes Dienstplanmanagement und Wirtschaftlichkeit. Überstunden schmälern am Ende jeden Jahres den Gewinn der Pflegeeinrichtung, da diese mit dem Geldwert zurückgestellt werden müssen (in der Bilanz). Die Mitarbeitenden geben dem Arbeitgeber ein Darlehen an Arbeitszeit und haben damit eine entsprechende Forderung an das Pflegeunternehmen.

Der Abbau der zu viel geleisteten Stunden/Tage geht häufig in (teil-)stationären Einrichtungen auf Kosten der Schichtstärken und belastet damit die Kollegen im Dienst (Arbeitsverdichtung) und nicht selten auch die Bewohner/Gäste, die dann nicht immer die vollständige Leistung erhalten, aber den vollen Preis bezahlen müssen. Durch diese Überlastungssituation leidet auf Dauer die Gesundheit der Mitarbeitenden und das führt in der Folge zu einer höheren, krankheitsbedingten Ausfallquote der Mitarbeitenden.

Die Gesunderhaltung und die Gewinnung von zuverlässigen und qualifizierten Mitarbeitenden ist heute und in der Zukunft eine große Herausforderung. Hierfür sind zuverlässige Dienstzeiten, ein verlässlicher Dienstplan und ausreichende Schichtbesetzungen nötig. Eine gesetzliche Verpflichtung zur Zahlung von Überstundenzuschlägen gibt es nicht. Eine zusätzlich geleistete Stunde hat denselben Wert wie eine reguläre Arbeitsstunde. Der Mitarbeitende hat lediglich einen Anspruch auf eine gleich lange Freistellung oder denselben Bruttolohn. Ein solcher Anspruch auf Zahlung eines Zuschlags kann sich jedoch aus dem Tarifvertrag, dem Arbeitsvertrag oder der betrieblichen Übung ergeben. Wenn Überstundenzuschläge gezahlt werden, dann muss das auch für alle Mitarbeitenden gelten.

Viele Pflegeeinrichtungen zahlen Überstundenzuschläge erst, wenn der Teilzeitmitarbeiter die Arbeitszeit eines Vollzeitmitarbeiters überschreitet. Diese Regelung hat das Bundesarbeitsgericht (BAG) bereits 2019 gekippt. Die Überstundenzuschläge der Teilzeitmitarbeitenden wird nicht mehr an der Arbeitszeit der Vollzeitmitarbeitenden bemessen. Beträgt z. B. die individuell vereinbarte Arbeitszeit 100 Stunden und die Arbeitszeit der Vollzeitmitarbeitenden 172 Stunden im Monat, dann wären die Stunden der Teilzeitmitarbeitenden, die über 100 Stunden hinausgehen, Überstunden oder wenn Vollzeitmitarbeitende z. B. in der Woche 40 Stunden bzw. in der Doppelwoche 80 Stunden arbeiten und für jede Überschreitung der Arbeitszeit einen Zuschlag bekommen, muss das auch für die z. B. nur 20 Stunden arbeitenden Teilzeitmitarbeitenden ab der 21. Stunde bzw. 41. Stunde in der Doppelwoche gelten. Der Arbeitgeber kann durch flexible Arbeitszeitkontenmodelle das Risiko von inflationären Überstundenzuschlägen minimieren.

Info

Der Europäische Gerichtshof hat ein wichtiges Urteil für alle Arbeitgeber gefällt: Danach müssen alle Unternehmen zukünftig alle Arbeitszeiten systematisch erfassen. Nur so lässt sich zuverlässig überprüfen, ob die zulässigen Höchstarbeitszeiten nicht überschritten werden.

4.11.1 Vorsätzliche Ausbeutung

Im Jahr 2019 machten die Mitarbeitenden in der Altenpflege fast 15 Millionen Überstunden, wovon 5,8 Millionen nicht bezahlt wurden (entspricht einem Gegenwert von ca. 122 Millionen Euro). Um diese unbezahlten Überstunden abzubauen, würden etwa 4.800 Vollzeitstellen benötigt.[41] Im Jahr 2020 wurden in der Bundesrepublik Deutschland 775 Millionen bezahlte und 892 Millionen unbezahlte Überstunden geleistet.[42]

---

[41] Diese Zahlen sind einer Anfrage der Fraktion »Die Linken« an die Bundesregierung entnommen (PPM Pflegemanagement News, Ausgabe 03. 05. 2021, VNR AG)

[42] Rudnicka J (2021): Bezahlte und unbezahlte Überstunden der Arbeitnehmer in Deutschland bis 2020. https://de.statista.com/statistik/daten/studie/76945/umfrage/ueberstunden-der-arbeitnehmer-in-deutschland-seit-2000/

Wann verjähren eigentlich Überstundenansprüche?[43]

Für die Geltendmachung von Vergütungsansprüchen – und damit auch Ansprüche auf Überstundenvergütungen – gilt die übliche dreijährige Verjährungsfrist. Die Frist beginnt mit Ablauf des Jahres zu laufen, in dem die Ansprüche entstanden sind. Ansprüche aus dem Jahr 2018, müssten also spätestens bis zum 31. 12. 2021 geltend gemacht werden; die entsprechende Verjährungsfrist hat am 01. 01. 2019 begonnen.

Wichtig **Bitte beachten!**

Oft sehen Tarifverträge oder vertragliche Ausschlussklauseln wesentlich kürzere Fristen zur Geltendmachung von Überstundenvergütungen vor (z. B. drei oder sechs Monate)!

Übrigens: Gibt es darüber Streit, ob und wie viele Überstunden Mitarbeitende gemacht haben, liegt die Beweislast grundsätzlich bei den Mitarbeitenden. Es müssen minutiös alle Einzelheiten dargelegt und beweisen werden, die für den Anfall der geltend gemachten Überstunden sprechen. Und dies kann richtig schwierig sein.

Wichtig:

- Überstunden müssen angeordnet, gebilligt, geduldet oder zur Aufgabenerledigung notwendig sein.
- Mitarbeitende müssen also darlegen, welcher Vorgesetzte wann welche Überstunden angeordnet hat.
- Behauptet der Mitarbeitende, dass die Überstunden mit Billigung oder Duldung des Vorgesetzten ausgeführt wurden, muss er genau darlegen, wer, wie von den geleisteten Überstunden Kenntnis erlangt und sie dann ausdrücklich gebilligt oder stillschweigend geduldet hat.

Um die Notwendigkeit der Überstunden nachvollziehen zu können, ist der Mitarbeitende verpflichtet, detailliert vorzutragen, wer ihm wann, wie, welche Arbeit zugewiesen hat. Er muss weiter darlegen, wie zeitaufwändig diese Arbeit war, welche Regelarbeitszeit zur Verfügung stand, wer, wann, welche Terminvorgaben hinsichtlich der Erledigung der Arbeit gemacht hat und weshalb insoweit die Arbeit nicht ohne Überschreitung der normalen Arbeitszeit erledigt werden konnte. Kann der Mitarbeitende diese Nachweise nicht führen, besteht rechtlich kein Überstundenvergütungsanspruch – selbst wenn er tatsächlich länger gearbeitet haben sollte.

---

[43] Personal und Arbeitsrecht aktuell, personal@news.bwr-media.de, 06. 07. 2018

4.12 Qualitätsmerkmale der Dienst- und Einsatzplanung in Pflegeeinrichtungen

Die folgenden sieben Qualitätsmerkmale sollten in den Pflegeeinrichtungen unbedingt beachtet werden:

1. Es besteht eine Übereinstimmung zwischen dem verfügbaren Stundenkontingent (Nettostunden) und dem geplanten Stundenkontingent.
2. Es besteht eine Übereinstimmung zwischen der verfügbaren Anzahl der Mitarbeitenden (Personen) und der geplanten Anzahl der Mitarbeitenden.
3. Jedes zweite Wochenende ist frei und möglichst nicht mehr als sieben Dienste in Folge!
4. Einspringen und geteilte Dienste nur in absoluten Ausnahmefällen.
5. Es gibt eine ideale Mischung aus voll, teilzeit und geringfügig beschäftigten Mitarbeitenden (max. 20 Prozent)
6. Die Regelbesetzung ist definiert, d.h. wie viele Stunden sind mit welcher Qualifikation, zu welchen Zeiten (z. B. am Morgen, Vormittag, Nachmittag, Abend oder in der Nacht) abzudecken.
7. Der Dienstplan erfüllt die notwendigen Strukturmerkmale (formale Anforderungen, Abweichungen sind nachvollziehbar, Bilanzierung usw.)

Durch die Beachtung der genannten Qualitätsmerkmale erreichen Sie...

- die Erfüllung von Qualitätsnormen,
- die Einhaltung vertraglicher und gesetzlicher Bestimmungen,
- gute Reaktionsmöglichkeiten auf die Bedürfnisse der Bewohner,
- regelmäßige freie Tage und Wochenenden für die Mitarbeitenden,
- ausreichende Erholungszeiten für die Mitarbeitenden,
- eine größere Zufriedenheit der Mitarbeitenden, da weniger Einspringen, weniger »geteilte Dienste« und so gut wie keine Überstunden für die Mitarbeitenden anfallen.

4.13 Dienstplanmanagement

Was macht stimmiges Dienstplanmanagement so schwierig? Durch die Komplexität der vielen gleichzeitig zu berücksichtigenden Einflussfaktoren und deren wechselseitige Abhängigkeiten ist die Dienstplanung erschwert. Hinzu kommt, dass viele der Parameter (z. B. Belegung, Pflegegradstruktur) nur beschränkt oder gar nicht beeinflussbar sind und deshalb die Prozesse der Leistungserbringung nicht »betriebsoptimal« gestaltet werden können. Der Dienstplan muss wirtschaftlich sein. Nicht refinanzierte Überschreitungen der »Personalschlüssel«, oft in Form von Überstunden und/oder Fremdpersonaleinsatz, können das Betriebsergebnis schnell gefährden.

Der Dienstplan soll mitarbeiterfreundlich sein. Aus Sicht der Mitarbeitenden bedeutet das u. a.:

- Einhaltung des Arbeitsvertrags (zustehende freie Tage, Einsatz entsprechend den vereinbarten Stunden),
- Verlässlichkeit der Dienstplanung (kein Einspringen aus dem Frei) und
- langfristig planbare Freizeit.

Überlange Dienstfolgen, ständiges Einspringen etc. zusätzlich zu erhöhtem Frust und Stress (Stimmung, Betriebsklima) erhöhen häufig den Krankenstand. Es stellen sich dann folgende Fragen:

- Stimmen die Strukturen?
- Liegt der Fehler irgendwo im System?
- Was kann bzw. muss geändert werden, damit wir überhaupt eine Chance haben, gute Dienstpläne zu schreiben?
- Was steuert und was wird gesteuert?

Wichtig **Diese beiden Größen sollten Sie steuern!**

Dienstplanung innerhalb des vereinbarten Budgets und der arbeitsvertraglichen Regelungen. Mathematisch ist es aber genau umgekehrt. Der abgerechnete IST-Dienstplan ergibt de facto die Vollzeitstellen, die er gekostet hat (und sei es in Form von Überstunden und/oder Einsatz von Fremdpersonal). Genauso ist es mit den Verträgen der Mitarbeitenden: Wenn mehr Stunden eingesetzt werden, als es der Summe der Stunden in den Verträgen der Mitarbeitenden entspricht, fallen Überstunden an und ggf. werden ihnen auch noch freie Tage »gestohlen«!

4.13.1 Was muss bei der Planung, Änderung und Anpassung des Dienstplans beachtet werden?

Schwankende Bedarfssituationen erfordern bei der Planung und Änderungen des bestehenden Dienstplans einen flexiblen Einsatz der Mitarbeitenden. Nach § 106 der Gewerbeordnung (GewO) kann der Arbeitgeber Inhalt, Ort und Zeit der Arbeitsleistung nach billigem Ermessen (§ 315 BGB) bestimmen, sofern diese nicht durch den Arbeitsvertrag, Betriebsvereinbarungen, Tarifvertrag oder gesetzliche Bestimmungen festgelegt sind.

»Billiges Ermessen« bedeutet, dass alle wesentlichen Umstände des Einzelfalles abzuwägen und die beiderseitigen berechtigten Interessen von Arbeitgeber und Arbeitnehmer angemessen zu berücksichtigen sind. Der Betriebsrat/die MAV muss Dienstplanänderungen zustimmen. Die Rechte der Mitarbeitenden müssen beachtet werden. Das bedeutet z. B., dass Mitarbeitende bei Erkrankung so zu stellen sind, als hätten sie, wie im Dienstplan vorgesehen, gearbeitet und dass bei Krankheit während des Urlaubs der Urlaub nachgewährt werden muss. Sind Mitarbeitende im Dienstplan freigestellt (z. B. hat freie Tage zwecks Abbau von Plusstunden) und erkranken dann, werden die Plusstunden auch im Falle einer Erkrankung abgebaut, vorausgesetzt der Dienstplan wurde vor Bekanntwerden der Erkrankung erstellt bzw. geändert.

Geplante und ungeplante Ausfallzeiten managen

Voraussetzungen, um Dienstplanänderungen souverän gestalten zu können, sind ein umsetzbares und strukturiertes Ausfallzeitenmanagement und eine strukturierte Ausgangsplanung. Die Planungsphase ist das Pflichtprogramm, die Änderungsphase ist die Kür der Dienstplanung! Für die Änderungsphase benötigt der Dienstplanende genaue und aktuelle Kenntnisse bezüglich des Umfangs der Fehlzeiten/Ausfallzeiten. Hilfreich für alle Beteiligten können Grundsätze und entsprechende Regelungen für notwendige Dienstplanänderungen in der Pflegeeinrichtung sein, die transparent und allen bekannt sind.

> An der Dienstplanung ist grundsätzlich auch der Betriebsrat/MAV zu beteiligen.

4.14 Dienstplanung und Mitbestimmung – die Rechte des Betriebsrats

Besteht in der Einrichtung ein Betriebsrat, eine Personal- oder Mitarbeitervertretung, so ist diese in vielen Vorgängen, die mittelbaren oder unmittelbaren Einfluss auf die Dienstplanung haben, zu beteiligen. Eine Regel lautet z. B.: kein Dienstplan ohne Zustimmung des BR/MAV.

> *Wichtig* **Wesen der Mitbestimmung**
>
> Das Wesen der Mitbestimmung ist, dass der Arbeitgeber Maßnahmen jeglicher Art in Bezug auf die mitbestimmungspflichtigen Bereiche nur durchführen darf, wenn der Betriebsrat diesen zugestimmt hat.

Fehlt es an einer Zustimmung des Betriebsrats/der MAV, ist die Maßnahme »mitbestimmungswidrig« und aus diesem Grund unwirksam. Mitarbeitende müssen mitbestimmungswidrigen Maßnahmen keine Folge leisten. Die Mitbestimmungsrechte des Betriebsrats bestehen grundsätzlich auch bei Eilfällen!

Mitbestimmung in sozialen Angelegenheiten

Die wesentlichen Mitbestimmungsrechte des Betriebsrats in Bezug auf die unmittelbare Dienstplangestaltung finden sich in den § 87 Abs. 1 Nr. 2 und Nr. 3 BetrVG. Es handelt sich um die Mitbestimmung des Betriebsrats bei der Dienstplangestaltung/Dienstplanänderung (Nr. 2) und der Anordnung von Überstunden (Nr. 3).

Info

Das Mitbestimmungsrecht nach § 87 Abs. 1 Nr. 2 BetrVG betrifft nicht die Frage der Dauer der vertraglichen Arbeitszeit und damit die Bestimmung der Sollarbeitszeit.

Die praxistaugliche Beteiligung des Betriebsrats bei der Dienstplangestaltung sollte durch die Schaffung von sinnvollen Rahmenbedingungen in einer entsprechenden Betriebsvereinbarung erfolgen, die auf die individuellen Bedürfnisse der Einrichtung zugeschnitten ist.

Inhalte einer Betriebsvereinbarung zur Dienstplangestaltung

Die nachfolgende Aufzählung beinhaltet Aspekte, die in einer Betriebsvereinbarung zur Dienstplanung geregelt werden können:

- maximale Schichtfolgen, minimale Schichtlängen,
- freie Tage, freie Wochenenden, geteilte Dienste,
- Zulässigkeit von Plus- und Minusstunden,
- Inhalt und Wirkungsweise eines Arbeitszeitkontos,
- Prozedere der Beteiligung des Betriebsrates bei der Dienstplanerstellung/Mitbestimmung,
- Prozedere der Beteiligung des Betriebsrates bei Dienstplanänderungen/Mitbestimmung,
- Prozedere bei Ablehnung des Dienstplans durch den Betriebsrat

Was, wenn der Betriebsrat die Zustimmung zum Dienstplan verweigert?

Der Betriebsrat schuldet dem Arbeitgeber grundsätzlich keine Begründung für die Ablehnung des Dienstplans. Im betrieblichen Interesse sollte der Versuch einer Ausräumung der Bedenken des Betriebsrates im Rahmen eines sachlichen Gesprächs unternommen werden. Einerseits sind sich ständig ändernde Bedürfnisse der zu Versorgenden Personen zu berücksichtigen, andererseits sind die Mitarbeitenden aber keine willkürliche Verfügungsmasse des Arbeitgebers. Die Interessen aller Beteiligten sind sachgerecht zu berücksichtigen. Kommt keine Verständigung zustande, ist ein Verfahren vor der Einigungsstelle beim Arbeitsgericht durchzuführen.

4.15 Organisationsstandard Dienstplanerstellung

Der folgende Organisationsstandard aus der stationären Altenpflege zeigt beispielhaft, wie der Prozess der Dienstplanerstellung standardisiert werden kann.

Standard Dienstplanerstellung
Qualifikation
Fachperson (möglichst mit Zusatzqualifikation im Management)

Geltungsbereich
Gesamte Einrichtung

Ziele
- Die Dienstplanung stellt die Einhaltung der vertraglichen Vereinbarungen und die Qualität der Dienstleistungen, orientiert an den Wünschen der Kunden, sicher.
- Die Dienstplanung berücksichtigt die gesetzlichen und rechtlichen Vorgaben.
- Die Dienstplanung ermöglicht den Mitarbeitenden eine gute Vereinbarkeit von Arbeit und Privatleben und nimmt auf Wünsche Rücksicht.
- Die Dienstplanung schafft frühzeitige Planungssicherheit.
- Die Dienstplanung berücksichtigt arbeitsmedizinische Erkenntnisse und den Arbeitsschutz der Mitarbeitenden

Grundsätze
- Die Dienstplanung erfolgt »nettobasiert«, d. h. die bezahlten Abwesenheiten von Mitarbeitenden (Feiertage, Urlaube, Krankheitstage, Fortbildungen, QM/Betriebsrat usw.) sind in dem zu Verfügung gestellten Arbeitsstundenbudget enthalten und werden bei der Planung berücksichtigt
- Die Dienstplanung basiert auf einem mit den Mitarbeitenden vereinbarten Rahmenplan.
- Die »V-Dienste« decken die bezahlten Abwesenheiten der Mitarbeitenden ab. Die Quote der bezahlten Abwesenheiten wird regelmäßig (mindestens einmal jährlich) ermittelt und die Planung bei Notwendigkeit entsprechend angepasst.
- Die Anforderungen der Bewohner, der Mitarbeitenden und der Einrichtung/des Arbeitsbereichs werden bei der Dienstplanung berücksichtigt. Die zugesagten Leistungen werden zuverlässig erbracht.
- In jeder Schicht wird mindestens eine Fachperson eingeplant.

- Alle (arbeits-)rechtlichen und tariflichen Bestimmungen werden beachtet (z. B. ArbSchG, JArbSchG, ArbZG, TzBfG, MuSchG, BUrlG usw.).
- Die Jahresurlaube der Mitarbeitenden werden gleichmäßig über 52 Wochen verteilt.
- Dienstpläne werden grundsätzlich schriftlich erstellt, alle Eintragungen sind nachvollziehbar.
- Die im Dienstplan verwendeten Kürzel und Symbole sind in der Legende mit den entsprechenden Arbeits- und Pausenzeiten erläutert (Transparenz).
- Die Pflegedienst- und Hauswirtschaftsleitung sind die Controllingstellen und verantworten die Dienstpläne letztverantwortlich.
- Durch den Genehmigungsvermerk auf dem Dienstplan wird dieser verbindlich.
- Dienstpläne sind Dokumente und können nur vom Verfasser (Dienstplaner) geändert werden (in der Regel die Abteilungsleitung, in Ausnahmefällen von der Pflegedienst-/Hauswirtschaftsleitung).
- Der Dienstplan wird mindestens 4 Wochen im Voraus bekannt gegeben.
- Die Dienstpläne werden mindestens 5 Jahre archiviert.

Vorbereitung

- Die Wünsche der Bewohner, der Arbeitsanfall und die Arbeitsspitzen werden erfasst (auch indirekte Tätigkeiten).
- Wünsche der Mitarbeitenden und feststehende Abwesenheiten werden erfasst.
- Sonstige relevante Fakten/Vorgaben der Abteilung und der Einrichtung werden erfasst.

Material, Rahmenbedingungen und mitgeltende Unterlagen

- Computer mit entsprechender Software (gegebenenfalls Dienstplanvordrucke mit mindestens drei Zeilen pro Mitarbeitendem),
- ein störungsarmer Raum,
- Rahmenplan und die ermittelten zusätzlichen Fakten/Vorgaben sind die Planungsgrundlage.

Durchführung der Dienstplanerstellung

- Die Planung erfolgt auf der Basis des Rahmenplans und der zusätzlichen ermittelten Fakten/Vorgaben (Arbeitsanfall, Bedarf und Wünsche der Bewohner, Wünsche der Mitarbeitenden.
- Der Arbeitsanfall in den Schichten wird auf nettobasierter Basis abgedeckt (auch am Wochenende und an Feiertagen) und berücksichtigt auch die notwendige Qualifikation der Mitarbeitenden.
- Wochenendrhythmus und die freien Tage der einzelnen Mitarbeitenden (und ggf. Platzhalter für die V-Dienste) werden entsprechend dem Rahmenplan eintragen.

- Die feststehenden Abwesenheiten der Mitarbeitenden und fest zugesagten Dienste werden eingetragen und gegen die »V-Dienste« geplant (z. B. Urlaub, Fortbildung usw.).
- Die Dienste an Feiertagen werden besetzt.
- Falls kein separater Nachtwachen-Dienstplan erstellt wird, werden die Nachtdienste eingetragen.
- Die Tagdienste und »Stand-by-Dienste« werden eingetragen.
- Die Vorplanung wird überprüft und wenn notwendig, korrigiert.
- Es erfolgt eine Endkontrolle.
- Die geplanten Dienste sind im Dienstplanvordruck in der ersten Zeile (Soll-Zeile) der Mitarbeitenden eingetragen.
- Der Dienstplan ist vollständig ausgefüllt (keine freien Felder in der ersten Zeile).
- Der Dienstplan wird dem Betriebsrat/MAV zur Freigabe vorgelegt.
- Nach erfolgter Freigabe durch den BR/MAV wird der Dienstplan durch Unterschrift der verantwortlichen Person(en) (z. B. PDL/HWL) genehmigt.
- Der Dienstplan wird mindestens 4 Wochen vorher im Dienstzimmer ausgehängt.

Im weiteren Verlauf der Dienstplanperiode:

- Dienstplanänderungen werden nur vom Verfasser des Dienstplans (Dienstplaner), jeweils mitarbeiterbezogen in die zweite Zeile des Dienstplans, eingetragen;
- Veränderungen sind nur aus zwei Gründen möglich:
  - Krankheit des Mitarbeitenden,
  - außergewöhnliche Anlässe.
  - Alle übrigen Wünsche sind planbar!
- Die dritte bzw. vierte Zeile ist jeweils für weitere Eintragungen und zur Auswertung vorgesehen.

Nachbereitung/Dokumentation

- Plus- und Minusstunden werden bilanziert und auf den nächsten Plan übertragen.
- Nach Ablauf des Dienstplans bleibt ein Exemplar im Arbeitsbereich, eine Durchschrift wird zur Berechnung der Zeitzuschläge usw. (falls nicht elektronisch über Zeiterfassung vorgesehen) an die Personalverwaltung weitergeleitet.
- Betriebsrat bzw. Mitarbeitervertretung erhalten jeweils eine Kopie der abgelaufenen Dienstpläne.

Beurteilungskriterien

- Die Schichtbesetzung ist ausreichend und orientiert sich an den individuellen Bedürfnissen der Bewohner.
- Ein hohes Maß an Zufriedenheit mit der Dienstplanung seitens der Mitarbeitenden ist erreicht.
- Änderungen erfolgten nur infolge Krankheit und sonstigen außergewöhnlichen Anlässen.

4.16 Dienstplanung per EDV

In den meisten Einrichtungen erfolgt die Dienstplanung heute EDV-gestützt. Es gibt eine Vielzahl geeigneter Softwareprogramme. Dabei sind die teuren Produkte nicht immer auch die Besten. Es kommt immer darauf an, welche Anforderungen das Programm erfüllen soll. Möglich ist z. B., die gesamte Personalverwaltung, Dienstplanerstellung, Urlaubs- und Einsatz-/Tourenplanung über solche Programme abzuwickeln, inklusive Verknüpfung zur Lohnbuchhaltung. Kombinieren lassen sich viele Programme auch mit der Arbeitszeiterfassung. Wichtig für die Nutzer sind eine gute Bedienerfreundlichkeit und eine klare, nachvollziehbare Struktur.

Wenn die Entscheidung für eine Software gefallen ist, sind die Mitarbeitenden zu schulen, die entsprechenden Programmeinstellungen vorzunehmen und das Programm mit den Daten der Mitarbeitenden zu füttern. Je nach Größe der Einrichtung ist das zunächst ein hoher Arbeitsaufwand. Durch die Einführung einer Software für das Personalmanagement wird in der Zukunft eine deutliche Arbeitserleichterung und Zeitersparnis im Personalmanagement erreicht. Rahmenpläne für die einzelnen Mitarbeitenden, Auswertungen und viele andere nützliche Funktionen schaffen für alle mehr Transparenz und häufig eine deutliche Qualitätsverbesserung.

Die Digitalisierung in der Pflege birgt, richtig eingesetzt, ein erhebliches Potential zur Entlastung beruflich Pflegender in der Pflege. Unterstützt durch den Einsatz von digitalen und technischen Lösungen sowie Zukunftstechnologien kann die Arbeitsverdichtung in der Pflege verringert und so mehr Zeit für die personenzentrierte Pflege und Betreuung geschaffen werden.[44]

Bis zum 31. 12. 2021 können stationäre und ambulante Pflegeeinrichtungen gemäß § 8 Absatz 8 SGB XI noch Förderungen zur Digitalisierung in stationären und ambulanten Pflegeeinrichtungen beantragen und einen Zuschuss zu den Aufwendungen von maximal 12.000 Euro (maximal 40 Prozent der Gesamtkosten) erhalten. Gefördert werden Anschaffungen von digitaler oder technischer Ausrüstung, Erwerb von Lizenzen, Einrichtung von W-Lan und Schulungen, die die digitalen oder technischen Anschaffungen betreffen.

---

[44] Vgl. Orientierungshilfe des Bundesministeriums für Gesundheit (BMG) (...) zur Förderung der Digitalisierung in stationären und ambulanten Pflegeeinrichtungen. Gemäß § 8 Abs. 8 SGB XI

4.17 Häufig gestellte Fragen

Müssen Mitarbeitende Überstunden machen?

Grundsätzlich brauchen Mitarbeitende keine Überstunden oder Mehrarbeit leisten. Allerdings können Arbeitgeber und Mitarbeitende einvernehmlich, auch mündlich (besser schriftlich), Überstunden vereinbaren. Die Verpflichtung zur Ableistung von Überstunden muss vertraglich (Arbeitsvertrag) oder tariflich (Tarifvertrag) vereinbart werden. Klauseln, wonach die Überstunden mit dem Gehalt abgegolten sind müssen sehr konkret gefasst sein und sind häufig in der vorliegenden Form ungültig. Entgegenstehende Regelungen in Gesetzen, Tarifverträgen oder Betriebsvereinbarungen sind zu beachten und gehen in der Regel einer Einzelvereinbarung vor.

Dürfen in Notfällen Überstunden angeordnet werden?

In Notfällen dürfen über die vertragliche Vereinbarung hinaus Überstunden angeordnet werden. Das gilt aber nur bei drohenden unvorhersehbaren äußeren Ereignissen (dazu zählt z. B. aber nicht ein schlechtes Urlaubs- und Arbeitszeitmanagement).

Ein Mitarbeiter wird während der im Dienstplan geplanten Überstundenabgeltung durch freie Tage krank. Sind diese Tage dann ausgeglichen oder müssen sie nachträglich gewährt werden?

Durch die Freistellung des Mitarbeitenden in einem festgelegten Dienstplan sind die Überstunden auch während der Erkrankung des Mitarbeitenden abgegolten (LAG Düsseldorf, Urteil vom 06.06.2006, Az.: 16 (18) Sa 167/06 und Urteil des BAG vom 11.09.2003, Az.: 6 AZR 374/02). Es gilt aber eine Einschränkung: Weiß der Arbeitgeber im Voraus von der Arbeitsunfähigkeit des Mitarbeitenden oder ist diese vorhersehbar bei Anordnung des Freizeitausgleichs, ist das nicht zulässig! Wenn der Arbeitgeber also z. B. weiß, dass der Mitarbeitende weiter krank sein wird, können im Dienstplan keine freien Tage zur Überstundenabgeltung eingetragen werden.

Tipp

Deshalb grundsätzlich den Dienstplan schriftlich erstellen und darauf achten, dass die 1. Zeile (Sollzeile) immer korrekt ausgefüllt ist und für jeden Tag den korrekten Eintrag (wenn kein Dienst, dann FREI!) enthält.

Kann der Arbeitgeber einseitig die Zeit des Überstundenausgleichs bestimmen?

Ja, der Arbeitgeber kann einseitig allein bestimmen, wann geleistete Überstunden durch Freizeitausgleich abgegolten werden.

Können Mitarbeitende bestimmen, ob Überstunden bezahlt oder in Freizeit abgegolten werden?

Gibt es keine Vereinbarung mit den Mitarbeitenden (Tarifvertrag, Betriebsvereinbarung oder Arbeitsvertrag), müssen geleistete Überstunden vergütet werden. 4

Wann verjähren eigentlich Überstundenansprüche?

Für die Geltendmachung von Vergütungsansprüchen für geleistete Überstunden gilt die übliche dreijährige Verjährungsfrist. Die Frist beginnt mit Ablauf des Jahres, in dem die Ansprüche entstanden sind.

Info

Oft sehen Ausschlussklauseln in Tarifverträgen oder Arbeitsverträgen wesentlich kürzere Fristen vor (häufig 3 oder 6 Monate)!

Wie sind geleistete Überstunden nachzuweisen?

Die Beweislast für geleistete Überstunden liegt grundsätzlich bei den Mitarbeitenden. Um die Notwendigkeit von Überstunden nachvollziehen zu können, ist der Mitarbeitende verpflichtet, detailliert vorzutragen, wer ihm wann, wie, welche Arbeit zugewiesen hat. Er muss weiter darlegen, wie zeitaufwändig diese Arbeit war, welche Regelarbeitszeit zur Verfügung stand, wer wann welche Terminvorgaben hinsichtlich der Erledigung der Arbeit gemacht hat und weshalb die Arbeit nicht ohne Überschreitung der normalen Arbeitszeit erledigt werden konnte. Kann der Mitarbeitende diesen Nachweis nicht führen, besteht kein Vergütungsanspruch.

Wann sind Überstunden zu vergüten?

Überstunden sind zu vergüten, wenn sie erforderlich, tatsächlich angefallen und vom Arbeitgeber angeordnet, gebilligt oder geduldet sind. Der Mitarbeitende hat das im Streitfall zu beweisen. Bilden die Dienstpläne (Tourenpläne) die tatsächlichen Arbeitszeiten des Mitarbeitenden ab, muss dies der Arbeitgeber nachweisen.

Haben Azubis und Praktikanten andere Rechte und Pflichten?

Ebenso wie andere Mitarbeitende haben Auszubildende ein Recht, dass der einmal veröffentlichte Dienstplan eingehalten wird. Das grundsätzliche Weisungsrecht des Arbeitgebers findet bei Auszubildenden jedoch zusätzlich seine Grenzen im Ausbildungsrecht, da Auszubildende keine Leistung im Sinne der Gewerbeordnung schulden. Die Ausbildung erfolgt zwar im Arbeitsprozess, aber im Vordergrund steht die Ausbildung. Das Weisungsrecht des Arbeitgebers gilt nur insoweit es dem Ausbildungszweck und dem Erreichen des Ausbildungsziels dient. Eine kurzfristige und ungeplante Versetzung mit dem Ziel der Kompensation von Personalengpässen ist mit dem Ausbildungsplan nicht vereinbar.

Stimmt der Mythos vom »blauen Montag«?

Montags machen alle blau – von wegen! Der BARMER Pflegereport 2018 zeigt, dass der Freitag der Wochentag mit dem höchsten Krankenstand in Deutschland ist. Also müssen sie als Leitungskraft in der Pflege weniger den »blauen Montag« fürchten, sondern sich Freitags darauf einstellen, dass die Tourenpläne für das Wochenende geändert werden müssen.

Sind Mitarbeitende grundsätzlich verpflichtet, für Kollegen einzuspringen?

Grundsätzlich sind Mitarbeitende nicht verpflichtet, außerhalb ihres einmal festgelegten Dienstplans einzuspringen. Der Arbeitgeber hat zwar ein sogenanntes Direktionsrecht zu Ort und Zeit der Arbeitsleistung. Dieses kann er aber nur einmal in Anspruch nehmen, indem er die Dienste im Dienstplan festlegt und diesen genehmigt.

Wie ist die Rechtslage beim »Einspringen«?

Durch die Bekanntgabe des Dienstplans hat der Arbeitgeber sein Weisungsrecht über die Verteilung der Arbeit auf die einzelnen Dienste und Schichten wirksam ausgeübt und verbraucht. Eine Abmahnung oder sonstige arbeitsrechtliche Konsequenzen, weil Mitarbeitende nicht erreichbar oder bereit waren einzuspringen, sind unzulässig.

Wann ist der Dienstplan für alle Beteiligten verbindlich?

Der Dienstplan ist verbindlich, wenn er unterschrieben und ausgehändigt ist. Er unterliegt der Mitbestimmung durch den Betriebsrat/die MAV.

Sind kurzfristige Dienstplanänderungen so gut wie unmöglich?

Eine kurzfristige Änderung ist in der Regel nicht zulässig, es sei denn im gegenseitigen Einvernehmen. Auch dann unterliegt die Änderung des Dienstplans der Mitbestimmung durch den Betriebsrat/die MAV. Es ist jedoch zu beachten, ob andere Regelungen oder eine Betriebsvereinbarung vereinbart wurden und gültig sind. Ebenso ist es nicht einseitig möglich, freizugeben.

Was sind Notfallsituationen und gibt es eine Dienstverpflichtung?

In Einrichtungen wird oft argumentiert, es gebe eine Notfallsituation. Als Notfall im rechtlichen Sinn gelten nur unvorhersehbare und schwerwiegende Extremsituationen, wie etwa ein Brand, Überschwemmungen, Stürme oder Katastrophen. Ein struktureller Personalmangel ist kein Notfall, sondern liegt im Betriebsrisiko des

Arbeitgebers. Dieses Betriebsrisiko kann der Arbeitgeber nicht einfach auf die Mitarbeitenden abwälzen und deshalb ist eine Dienstverpflichtung aus diesem Grund nicht möglich. Der Arbeitgeber muss in der Lage sein, Ausfälle im Rahmen der normalen Krankheitsquote anders auszugleichen.

Bis wann muss der Dienstplan bekanntgegeben werden?

Es gibt hierfür keine gesetzliche Vorschrift. Allerdings ergibt sich aus der Fürsorgepflicht des Arbeitgebers, dass Mitarbeitende ihre Arbeitszeit und auch Freizeit rechtzeitig planen können. Keinesfalls darf die Frist unter der Frist für Abrufarbeit (§ 12 Abs. 2 TzBfG) von mindestens 4 Tagen liegen.

Ist ein Dienstplan »unter Vorbehalt« gültig und möglich?

Das ist unzulässig, da Pflegemitarbeitende in der Regel keine Arbeit auf Abruf leisten. Der Dienstplan muss verbindlich bekannt gegeben werden. Ist Arbeit auf Abruf vereinbart, gilt § 12 TzBfG mit einer mindestens 4-tägigen Ankündigungsfrist.

Was sollte man zum Thema »Minusstunden« wissen?

Insbesondere in der ambulanten Pflege haben Arbeitgeber teilweise zu wenig Arbeit für die Mitarbeitenden, weil Patienten z. B. verstorben oder ins Heim/Krankenhaus gekommen sind. »Zu wenig Arbeit« liegt im Betriebsrisiko des Arbeitgebers und kann nicht auf die Mitarbeitenden abgewälzt werden. Der Arbeitgeber muss die zugesagte Arbeit anbieten. Mitarbeiter sollten dem Arbeitgeber unbedingt ihre Bereitschaft zu arbeiten mitteilen.

Darf der Arbeitgeber bei »Arbeitsmangel« Überstundenabbau anordnen?

Ja, Überstunden können auch kurzfristig abgebaut werden.

Wie sind geplante Dienste im Krankheitsfall zu bewerten?

Durch Arbeitsunfähigkeit können grundsätzlich keine Minusstunden entstehen, denn die geplanten Stunden (Dienste) müssen wie gearbeitet gewertet werden. Es ist nicht zulässig, an Krankheitstagen nur die durchschnittliche tägliche Arbeitszeit zu bewerten.

Sind Doppeldienste zulässig?

Doppeldienste/geteilte Dienste sind bei Einhaltung der Vorschriften des Arbeitszeitgesetzes zulässig (tägliche Arbeitszeit, Ruhezeit). Der Doppeldienst macht den Arbeitstag aber nicht zu zwei Arbeitstagen, deshalb sind die Tageshöchstgrenzen zu beachten.

Kann der Arbeitgeber mich aus dem »Frei durch Überstunden« holen?

Nein. Der Arbeitgeber hat nach wie vor kein Recht zur Dienstverpflichtung der Mitarbeitenden in der Freizeit.

Kann mein Arbeitgeber von mir die Herausgabe meiner privaten Handynummer verlangen?

Nein. Das Recht auf informationelle Selbstbestimmung berechtigt die Mitarbeitenden, die Bekanntgabe der Handynummer zu verweigern.

Sind Rüstzeiten als Arbeitszeit zu werten?

Das An- und Auskleiden von Arbeitskleidung (Rüstzeit) ist als Arbeitszeit zu werten. (Idee: besser als fünf Minuten am Anfang und Ende der Schicht wäre die Regelung, pro Quartal einen zusätzlichen freien Tag (Urlaubstag) zu gewähren.

Können Mitarbeitende wegen CoViD-19 der Arbeit fernbleiben, um sich selbst nicht anzustecken?

Nein. Die CoVid-19-Pandemie berechtigt nicht, das sich Mitarbeitende selbst beurlauben oder freistellen.

Kann der Arbeitgeber Mitarbeitende anweisen, trotz Krankheitssymptomen (Husten, Schnupfen) oder Symptome anderer Art zum Dienst zu erscheinen?

Nein, wenn Mitarbeitende nach Beurteilung eines Arztes arbeitsunfähig krank und damit an der Ausübung der Tätigkeit verhindert sind, kann der Arbeitgeber keine gegenteilige Weisung erklären. Das Weisungsrecht des Arbeitgebers berechtigt diesen nicht, kranke Mitarbeitende zur Arbeitsaufnahme zu verpflichten.

Darf eine über-60-jährige Pflegefachperson in der Versorgung pflegebedürftiger Menschen eingesetzt werden, die mit dem CoViD-19-Virus infiziert sind?

Ja. Es gilt keine generelle Altersgrenze bei der Pflege und Behandlung von infizierten Personen.

Darf ich zu Hause bleiben, wenn ich laut RKI zu einer Risikogruppe gehöre?

Nein! Nach RKI zählen zu den Risikogruppen, insbesondere ältere Personen (ab 50), Raucher und Personen mit bestimmten Vorerkrankungen im Bereich Herz-Kreislauf, Diabetes mellitus. Die abstrakte Zugehörigkeit zu einer Risikogruppe befreit nicht von der Verpflichtung zur Arbeit, außer es wird ein konkretes Beschäftigungsverbot ausgesprochen.

Müssen im Voraus Beginn und Dauer der Pausen feststehen?

Der Arbeitgeber muss die Pausenzeiten ordnungsgemäß zuweisen. Das bedeutet, Pausen müssen im Voraus nach Beginn und Dauer feststehen.

Wie müssen Pausenzeiten im Nachtdienst gestaltet sein?

Wenn der Arbeitgeber erwartet, dass die Mitarbeitenden ununterbrochen tätig sind oder sich für die Arbeit bereithalten, um zu jederzeit tätig werden zu können, liegt keine ordnungsgemäße Pause vor. Den Mitarbeitenden ist es nicht möglich, Pause zu machen und zum Beispiel die Einrichtung zu verlassen, da zumindest eine permanente Arbeitsbereitschaft erwartet wird. Die Mitarbeitenden müssen frei entscheiden können, wo und wie sie die Pausenzeit verbringen. Demzufolge ist die gesamte Anwesenheitszeit als Arbeitszeit zu werten und zu bezahlen (LAG Köln, 27. 11. 2013 – Az. Sa 376/13).

Wann muss die Pause spätestens angetreten werden?

Nach 6 Stunden muss die Pause spätestens genommen werden, d.h. die Pausenzeit muss spätestens nach 6 Stunden beginnen. Die Pausenzeit an den Anfang oder an das Ende der Schicht zu legen, ist nicht zulässig.

5 Touren- und Einsatzplanung

Dienstplanung und Tourenplanung stehen in Wechselbeziehung zueinander. Die zur Verfügung stehenden Arbeitsstunden der Mitarbeitenden (Anwesenheitszeit), der notwendige Leistungsbedarf der Bewohner/Patienten (Netto-Pflege-Stunden), die notwendigen Zeiten für indirekte Leistungen im Zusammenhang mit den Kernprozessen der Leistungserbringung und die Zeiten, wann die Bewohner/Patienten einen entsprechenden Unterstützungsbedarf haben bzw. Leistungen wünschen, bilden die Grundlagen für die Einsatzplanung der Mitarbeitenden. Es geht um die Frage, wie die vorhandenen Mitarbeitenden eingesetzt werden. Einsatzpläne (Tourenpläne) legen fest, welche Tätigkeiten während des geplanten Einsatzes/Dienstes ausgeführt werden müssen.

Auf der Basis des Pflegeorganisationsmodells der Bezugspersonenpflege und um Kontinuität in der Pflegebeziehung sicherzustellen, könnten Touren jeweils zwei bis drei Mitarbeitenden zugeordnet werden. Diese kleinen (teil)autonomen Teams wären in der Lage selbst Abläufe zu planen und könnten auf veränderte Bedingungen flexibel reagieren. Die Teams sollten mitentscheiden, in welche Tour gegebenenfalls ein potentieller neuer Kunde/Bewohner passt. Der Einsatz der Mitarbeitenden hat sich am tatsächlichen Bedarf, den Wünschen und Bedürfnissen der betreuungs- und pflegebedürftigen Personen zu orientieren, muss eine korrekte Erbringung der vertraglich zugesagten Leistungen ermöglichen und wirtschaftlich erfolgen.

Wie viele Mitarbeitende bzw. wie viel Zeit steht den einzelnen Arbeitsbereichen für die notwendigen geplanten Leistungen zur Verfügung? Das hängt in stationären und teilstationären Pflegeeinrichtungen insbesondere von den Personalanhaltszahlen (Stellenschlüssel) und den Pflegegraden der zu versorgenden Personen ab. Transparenz für alle Beteiligten ist hier wichtig. Zu einer guten Einsatzplanung (stationär und ambulant!) gehören realistische Zeitvorgaben. Wie sollte sonst der Bedarf an Mitarbeitenden geplant werden? Planungsgrundlage ist der notwendige Arbeitsaufwand zuzüglich Pufferzeiten (wie viel Zeit benötigen die Mitarbeitenden im Durchschnitt für die korrekte Leistungserbringung?). Vorgaben für die Schichtbesetzung auf der

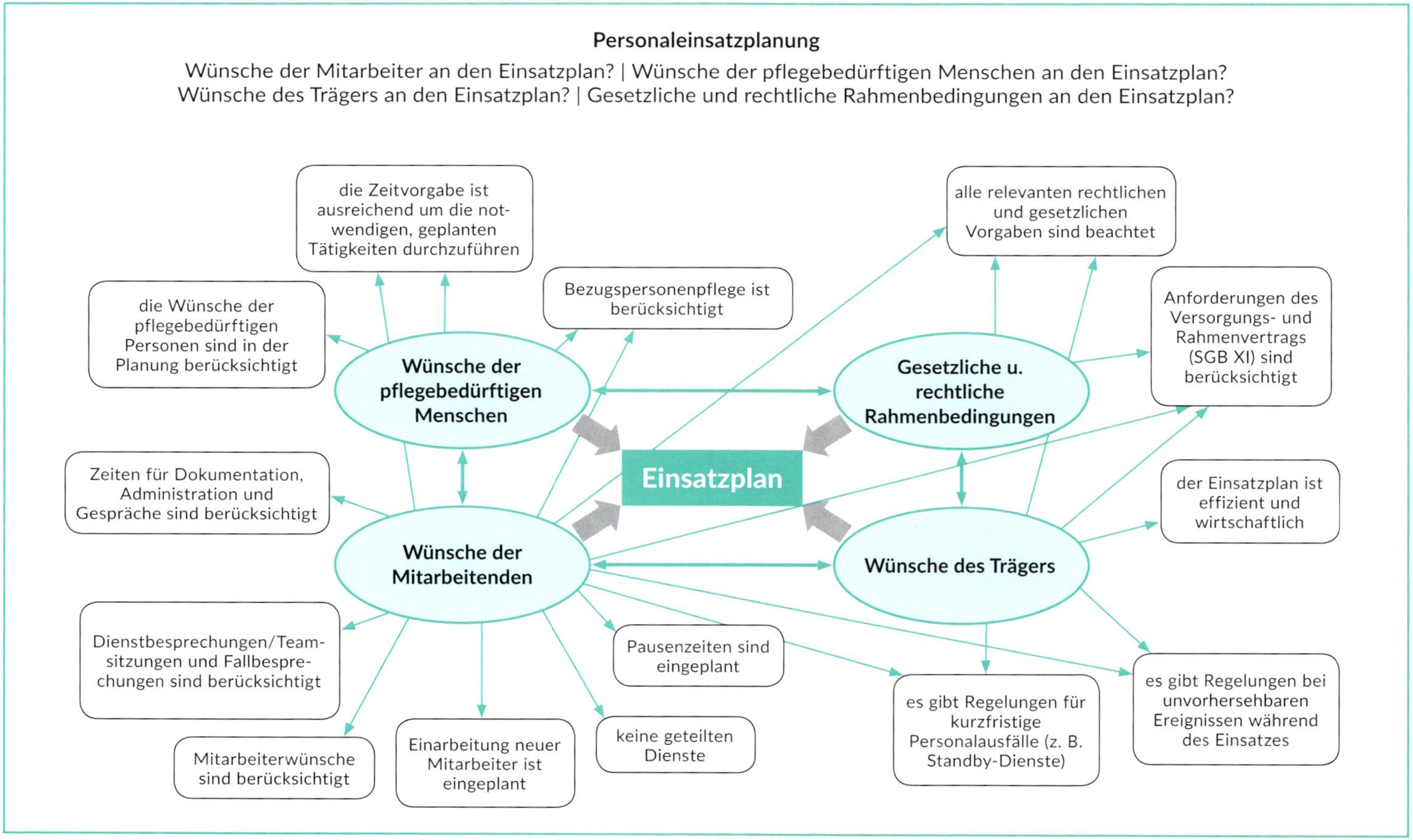

Abb. 13: Personaleinsatzplanung.

Basis der Anzahl der Mitarbeitenden ist wenig aussagekräftig und hilfreich. Es ist sinnvoll im Rahmen der Vorgaben für die Schichtbesetzung zu definieren, wie viele Leistungsstunden mit welcher Qualifikation erbracht werden müssen. Eine Leistungsstunde entspricht einer Mitarbeiterstunde!

Nach SGB XI haben sich die Leistungen an der »Notwendigkeit« zu orientieren. Die Leistungserbringung muss wirtschaftlich und orientiert am anerkannten fachlichen Stand der medizinisch-pflegerischen Erkenntnisse erfolgen. Planende benötigen also Zahlen, Daten, Fakten (z. B. direkter Pflegebedarf, notwendige indirekte Pflegeleistungen), um den konkreten Bedarf an Mitarbeitenden beschreiben zu können und neben der Dienstplanung auch den konkreten Ablauf des Einsatzes der Mitarbeitenden zu planen. Es ist selbstverständlich nicht möglich, die Arbeitszeit der Mitarbeitenden zu 100 Prozent zu verplanen. Es ist jedoch ein Anteil an geplanter Zeit von 75 bis 85 Prozent anzustreben.

Der Einsatzplan muss sowohl die direkten als auch die indirekten pflegerischen Tätigkeiten berücksichtigen. Direkte pflegerische Tätigkeiten werden unmittelbar am Bewohner erbracht. Indirekte pflegerische Tätigkeiten umfassen z. B. Aufgaben des Pflegemanagement, Organisationsaufgaben, Planung und Dokumentation des Pflegeprozesses, Übergabe- und Besprechungszeiten. Die indirekten Pflegeleistungen sind Voraussetzung für eine gute Qualität der direkten Pflegeleistungen.

5.1 Tourenplanung ambulant[45]

Die Grundlage für die Planung der täglichen Touren ist der Dienstplan. Während der Dienstplan üblicherweise bereits im Vormonat erstellt ist, muss die Tourenplanung entsprechend der eingetretenen Veränderungen im Extremfall täglich neu angepasst werden. Der Tourenplan führt die Dienstplanung (wann haben die Mitarbeitenden Dienst) mit den Kundenaufträgen (was ist während des Dienstes zu tun) zusammen.

Der Tourenplan bestimmt exakt, wann ein Dienst beginnt, welche Kunden in welcher Reihenfolge besucht werden, welche Leistungen mit welcher zeitlichen Vorgabe erbracht werden sollen, mit welcher Zeit die Fahrtstrecken kalkuliert sind und wann ein Dienst endet. Während ein gelungener Dienstplan als »Gesellenstück« bezeichnet werden kann, ist ein wirtschaftlicher und sinnvoller Tourenplan das »Meisterstück« der Pflegedienstleitung.

[45] Vgl. Kämmer K, Link J (2019): Management in der ambulanten Pflege. Schlütersche, Hannover, S. 90–96

5

5.1.1 So stellen Sie Touren zusammen

Effiziente Tourenpläne müssen mehrere Kriterien berücksichtigen (▶ Abb. 14).

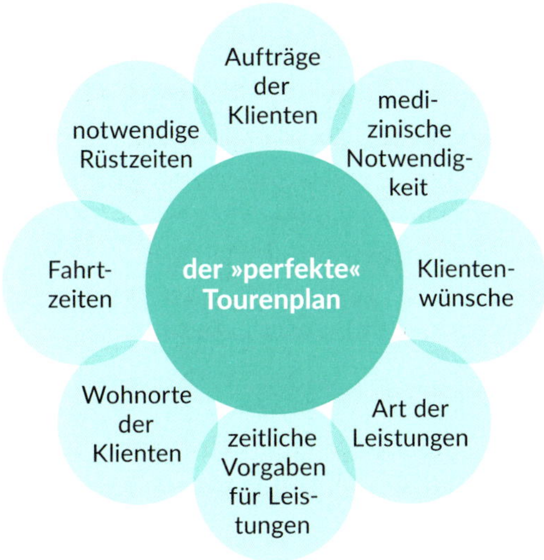
der »perfekte« Tourenplan
Aufträge der Klienten
medizinische Notwendigkeit
Klientenwünsche
Art der Leistungen
zeitliche Vorgaben für Leistungen
Wohnorte der Klienten
Fahrtzeiten
notwendige Rüstzeiten

Abb. 14: Kriterien einer gelungenen Tourenplanung (in Anlehnung an Kämmer & Link 2019, S. 91)

Die Tage der Leistungserbringung ergeben sich aus den Kundenwünschen und den personellen Ressourcen des Pflegedienstes. Die Pflegedienstleitung (Tourenplanende) muss den Gesamtüberblick über die Auslastung der geplanten Touren und die zur Verfügung stehenden Stunden der Mitarbeitenden haben und mit Weitblick dem Kunden die Tage vorschlagen, an denen die Leistungen gut in das zeitliche Raster der Tourenpläne passen. Aufwändige pflegerische Leistungen sollten – über alle Kunden gesehen – angemessen auf die Wochentage verteilt werden. Da häufig am Wochenende Wochenend-Zuschläge anfallen und die Einsatzmöglichkeiten der Mitarbeitenden eingeschränkt sind empfiehlt es sich, zeitaufwändige Pflegen nicht unbedingt an den Wochenenden einzuplanen.

Allerdings gibt es auch medizinische Notwendigkeiten, die die zeitliche Einteilung einer Leistung in den Tourenplan bestimmen, z. B. die Verabreichung von s. c.-Injektionen bei Diabetes. Hier ist es besonders wichtig, dass Sie die vom Arzt genannten Zeitpunkte der Leistungserbringung genau beachten. Für die Tourenplanung ist auch die Art der bei einem Kunden zu erbringenden Leistungen wichtig. Leistungen mit einem geringen Zeitaufwand (z. B. Medikamentengabe) lassen sich eher in einen Ablauf einschieben als etwa eine große Morgenpflege. Die Zeitvorgaben für die Mitarbeitenden müssen realistisch sein und korrigiert werden, wenn diese häufiger deutlich unter- oder überschritten werden, denn die Vorgabezeiten beim einzelnen Kunden sind zunächst nur ein Richtwert.

Tab. 11: Zeitvorgaben (Beispiel aus einem ambulanten Pflegedienst)

Leistung	Zeitvorgabe
Kleine Morgenpflege	18 Minuten
Große Morgenpflege	30 Minuten
Medikamentengabe	4 Minuten
Verbandswechsel	10 Minuten

Info

Die Zeitvorgaben sind nicht gesetzlich vorgegeben, sondern beruhen auf der internen Kalkulation des Pflegedienstes. Aus dem Vergleich der Kosten und Einnahmen wird in der Regel die Zeitvorgabe für die Leistungserbringung (Verweildauer) abgeleitet und sind von Pflegedienst zu Pflegedienst unterschiedlich. Es ist wichtig darauf zu achten, dass es in der Summe nicht zu einer Überschreitung der Planzeiten kommt (jede Minute kostet den Pflegedienst Geld!). Das würde die Wirtschaftlichkeit des ambulanten Pflegedienstes gefährden!

Bei der Tourenplanung sind auch die zurückzulegenden Fahrtstrecken sinnvoll und wirtschaftlich zu planen, um Fahrzeiten so weit wie möglich zu reduzieren. In innerstädtischen Bereichen mit vielen Einschränkungen, häufigeren Staus und wenigen Parkplätzen kann auch das Fahrrad anstelle des Autos ein geeignetes Verkehrsmittel sein. Der Zeitdruck ist für die Mitarbeitenden häufig sehr belastend. Verlängert sich z. B. in der ambulanten Pflege der Aufenthalt bei einem Pflegekunden aus aktuellem Anlass um beispielsweise 30 Minuten, ist ein Kunde zufriedengestellt, aber alle folgenden Kunden sind verärgert. Pflegemitarbeitende stehen dann für den Rest der Tour unter erheblichem Stress. Das führt möglicherweise zu einer steigenden Unfallgefahr, Fehleranfälligkeit bei den nachfolgenden Leistungen oder sogar weglassen von zugesagten Leistungen. In der Praxis sind für solche Situationen klare Verfahrensregelungen vorzusehen (z. B. für Notfälle) und für Ad-hoc-Erweiterungen der Pflegeleistungen sollte mit den Kunden eine mindestens 1-tägige Ankündigungsfrist vereinbart werden.

Zum Dienstbeginn in ambulanten Pflegediensten treffen sich in der Regel alle Mitarbeitenden gleichzeitig, da häufig alle Touren zur gleichen Zeit beginnen. Dadurch kommt es dann schon zu Beginn der Tour zu Verzögerungen, da nicht alle gleichzeitig an die benötigten Schlüssel kommen, noch schnell Absprachen mit der PDL und anderen Mitarbeitenden treffen können usw. Hier könnte ein zeitversetzter Beginn der Touren möglicherweise das Problem lösen oder mildern, indem je zwei Touren immer 10 Minuten zeitversetzt beginnen. Sehr belastend für die Mitarbeitenden sind auch Touren, bei denen im Spätdienst 40 Pflegekunden angefahren werden müssen. Das bedeutet oft:

- durch ein erhöhtes Verkehrsaufkommen im Berufsverkehr entstehen oft Verspätungen,
- 40-mal Parkplatz suchen,
- 40-mal in eine neue häusliche Situationen kommen,
- oftmals 7 Tage am Stück diese Tour fahren

und bringt häufig auch fitte Mitarbeitende an den Rand der physischen und psychischen Erschöpfung. Besser wäre es z. B., 5 Spätdienste, anstatt 7 Spätdienste, am Stück zu planen und die Touren auf jeweils 20 Kundenbesuche zu begrenzen und die Einsatzdauer pro Pflegekunde zu erhöhen, indem z. B. auch »große Grundpflegen«, »Baden«, »Duschen« usw. in Spätdienste geschoben werden.

Wichtig **Rüstzeiten nicht vergessen!**

Zur Tourenplanung gehören natürlich auch die Rüstzeiten zu Beginn und am Ende der Tour für vor- und nachbereitende Tätigkeiten (z. B. Zusammenstellung der notwendigen Schlüssel, ggf. Mitnahme der Arzneimittel usw.).

Die Touren müssen grundsätzlich wirtschaftlich sein, d. h. die erzielten Erlöse aus einer Tour müssen mindestens so hoch sein wie die Kosten (Personal- und Sachkosten, Overheadkosten).

Zeit	Tätigkeit
06.40 – 06.50	• Rüstzeit
06.50 – 07.05	• Fahrtzeit zum 1. Klienten
07.05 – 07.15	• Klientin Frau Herta Müller • Verbandswechsel (SGB V)
07.15 – 07.18	• Fahrtzeit zum 2. Klienten
07.18 – 07.22	• Klient Peter Gruber • Verabreichen von Medikamenten (SGB V)
07.22 – 07.30	• Fahrtzeit zum 3. Klienten
07.30 – 08.05	• Klientin Elfriede Oppenland • Verabreichen von Medikamenten (SGB V) • Kompressionsstrümpfe anziehen (SGB V) • große Toilette (SGB XI)

Abb. 15: Beispiel eines Tourenplans für einen ambulanten Pflegedienst (in Anlehnung an Kämmer & Link 2019, S. 95)

Den konkreten Tourenplan kann man nur auf der Basis der aktuell mit den pflegebedürftigen Kunden vereinbarten Leistungen erstellen. Häufig ist das nur kurzfristig möglich, dennoch benötigt der Pflegedienst eine auf Erfahrungswerten basierte längerfristige Planung (Rahmenplan), ohne die z. B. Dienst- und Urlaubsplanung nicht möglich ist.

Tab. 12: Rahmenplan für Wochentage

Tageszeit	Anzahl der Touren	Fachkräfte	Assistenzkräfte
Morgens	6	2	4
Mittags	2	1	1
Abends	3	1	2

Tab. 13: Rahmenplan für Wochenende und Feiertage

Tageszeit	Anzahl der Touren	Fachkräfte	Assistenzkräfte
Morgens	4	2	2
Mittags	2	1	1
Abends	2	1	1

Für die Planung der Touren/Rahmenplanung sind auch die formalen Anforderungen in Bezug auf den Personalbedarf, insbesondere der Bedarf an Fachpersonen, zu berücksichtigen, der in den Verträgen mit den Krankenkassen (nach § 132a SGB V) vereinbart ist. Für die Leistungen nach SGB XI gibt es keine konkreten zahlenmäßigen Vorgaben für die Anzahl der Mitarbeitenden. Der Träger muss jedoch ausreichend Mitarbeitende für die zu versorgenden Pflegebedürftigen bereitstellen. Darüber hinaus ist sicherzustellen, dass es im Pflegedienst eine ständige Leitungsperson (PDL) gibt und der Pflegedienst ständig erreichbar ist. Ist die Leitungsperson nicht anwesend (z. B. wegen Urlaub, Krankheit, sonstige Verhinderung), ist eine Vertretung durch die stellvertretende PDL sicherzustellen. Das ist insbesondere bei der Dienst- und Urlaubsplanung zu berücksichtigen.

Das Dilemma der Verantwortlichen in ambulanten Pflegediensten ist einerseits nicht zu wissen, wie viele Patienten morgen ins Krankenhaus müssen oder versterben, wie viele Anfragen neuer Kunden eingehen und wie viele Mitarbeiter sich krank melden oder ausfallen. Andererseits hat der Pflegedienst mit den Patienten/Angehörigen eine verlässliche Pflege und Betreuung vertraglich vereinbart und u. a. auch zeitliche Absprachen getroffen, die eingehalten werden müssen. Wichtig für den Pflegedienst ist das grundlegende Prinzip nur so viele Patienten aufzunehmen/Leistungen(Leistungsstunden) zuzusagen, wie Stundenkapazitäten der Mitarbeitenden zur Verfügung stehen. Dazu muss der Pflegedienst die Netto-Arbeitszeit der Mitarbeitenden und die mit den Patienten vereinbarten Nettostunden ermitteln (▶ Kap. 2.5). Die Errechnung der zugesagten Leistungsstunden ergibt sich aus den internen Zeitvorgaben der Leistungsplanung der Patienten (Netto-Versorgungszeiten/Patientenstunden).

Sind mehr Patientenstunden verplant, als die Netto-Arbeitszeit der Mitarbeitenden hergibt, fallen in der Regel Überstunden an. Ziel muss also sein, dass die Netto-Arbeitszeit der Mitarbeitenden und die zugesagten Patientenstunden ausgeglichen sind und möglichst auch noch ein kleiner Sicherheitspuffer für »Notfälle« vorhanden ist. Auf der Basis dieser Berechnungen hat der Pflegedienst eine gute Übersicht darüber, ob noch freie Kapazitäten der Mitarbeitenden vorhanden sind bzw. wie viele Leistungsstunden aufgrund der Einstellung eines neuen Mitarbeitenden neu vereinbart werden können.

5.2 Stationäre Tourenplanung – Ambulant in Stationär[46]

Ist das eine realistische Idee? Die stationäre Tourenplanung einzuführen ist ein Projekt, das von der Planung bis zur Sicherung der Nachhaltigkeit, nicht einfach nebenher erledigt werden kann. Vor der Einführung einer stationären Tourenplanung ist es wichtig, mit allen Beteiligten/Betroffenen (Mitarbeitenden/Betriebsrat/Beirat) Gespräche über die Gründe und Ziele zu führen, damit Ängste und Unsicherheiten im Vorfeld abgebaut und offene Fragen beantwortet werden können. Nur dann kann eine Umsetzung erfolgreich sein.

Grundlage ist ein nettobezogenes Arbeitszeitmodell. Die Personalanhaltszahlen werden in ein Zeitbudget umgesetzt. Jeder Wohnbereich hat ein eigenes bedarfsorientiertes Besetzungsmodell und legt dann detailliert in einer Tourenplanung fest, was, von wem, mit welcher Qualifikation und wann getan werden muss. Des Weiteren ist es sinnvoll, im Vorfeld eine Ist-Analyse zu erstellen, die u. a. auch die baulichen Erschwernisse (ist ein Ebenen übergreifendes Arbeiten wegen unpassenden Bereichsgrößen notwendig? Wird der Fahrstuhl mit langen Wartezeiten zum Flaschenhals? etc.) erfasst. Existierende Nachteile im baulichen Bereich sind zwar im Regelfall nicht schnell zu beseitigen, spielen aber in der zeitlichen Bemessung der Leistungsplanung eine Rolle.

Ein weiterer Aspekt ist die Ausstattung mit Hilfsmitteln (Lifter, Aufstehhilfen, Pflegewagen, PC's etc.), die in ausreichender Zahl ortsnah zur Verfügung stehen müssen, damit sich Laufwege und damit ineffektive Wegezeiten verkürzen. *»Ebenso können Arbeitsprozesse, die zwei Pflegemitarbeitende erforderlich machen (z. B. Mobilisation eines Pflegebedürftigen), durch die Nutzung eines Hilfsmittels auf eine Person reduziert werden. Zumal im Regelfall davon auszugehen ist, dass die zweite Person für die*

46 Vgl. Warum eine stationäre Tourenplanung? Seniorenbetreuung 02/2014, S. 14–17

Assistenz ihre eigene Tätigkeit unterbrechen muss und zusätzliche Laufwege entstehen. Weitere relevante Zeitverluste können entstehen, wenn Auf- und Nachfüllprozesse nicht an allen Tagen funktionieren. Als Beispiel seien Waschutensilien (Handtücher, Waschlappen, Inkontinenzprodukte) genannt, die an einem Montag fehlen und deshalb in mehreren Bereichen und Lagern zusammengesucht werden müssen. Solche Zeitfresser sind nicht nur deshalb ärgerlich, weil sie Pflegezeiten am Menschen verkürzen, sondern auch weil sie Frust bei den einzelnen Mitarbeitenden erzeugen und damit die Einstellung zum Arbeitsplatz negativ beeinflussen.«[47]

Eine Korrektur der unnötigen Laufwege und Zeitverluste ist oft möglich. Es gibt hierfür aber keine Musterlösung, da jede Einrichtung über individuelle Bedingungen verfügt. Es muss auch gut überlegt werden, mit welchem Bereich begonnen werden soll. Naheliegend wäre es mit dem Bereich zu beginnen, der die meisten Probleme bereitet. Die Gefahr, dass das Projekt scheitert, ist aber dort möglicherweise am größten. Persönlich würde ich mit dem Bereich starten, dessen Mitarbeitende für die Umsetzung des Projekts besonders motiviert sind.

5.2.1 Mit welchem Werkzeug kann die Planung erfolgen?

Manche Pflegesoftwareanbieter haben eine Tourenplanung integriert, was für die Planung sehr hilfreich ist. Auf dem Markt existieren auch spezielle Produkte zur Leistungsplanung im Sinne einer Tourenplanung. Die Planung mithilfe der guten, alten Stecktafelsysteme oder über Office-Produkte ist bei Änderungen oder Neuplanungen sehr zeitintensiv.

Wie kann geplant werden?

Zu Beginn der Leistungsplanung muss der zeitliche Umfang für die einzelnen pflegerischen Leistungen bei allen Bewohnern ermittelt werden (Schätzung oder Realzeitmessung). Wichtig ist, auch kleine Zeitpuffer zu berücksichtigen und die Zeitwerte zu validieren. Bei der Festlegung der »Touren« sind auch weitere Kriterien der Risikostruktur des Bewohners (z. B. Dekubitusgefährdung, chronische Schmerzen), zusätzliche Leistungen der Mitarbeit bei ärztlicher Diagnostik und Therapie im Rahmen der Behandlungspflege und der sich daraus ergebenden Notwendigkeit der Zuordnung zur Tour einer Pflegefachperson zu berücksichtigen. Feste Versorgungszeiten werden, wenn notwendig, eingeplant.

---

[47] Ebd.

Bei bezahlten Abwesenheitszeiten von Mitarbeitenden (Krank, Urlaub etc.) kann die stationäre Tourenplanung die Vertretungsorganisation erheblich erleichtern. Entweder können im Rahmen der nettobasierten Planung andere Mitarbeitende die komplette Tour übernehmen, oder die vorgesehenen Leistungen der ausgefallenen Tour werden auf die vorhandenen Kapazitäten und Touren der anderen Mitarbeitenden verteilt. Denn: Es kommt ja auch vor, dass Bewohner im Krankenhaus oder Plätze nicht belegt sind. Die so eingesparte Zeit verpufft nicht, sondern wird konkret mit einem Arbeitsauftrag oder einer alternativen Zusatzaufgabe (z. B. eine zusätzliche Beschäftigung mit einem Bewohner etc.) gefüllt, da das durch den Ausfall entstandene Zeitfenster bekannt ist.

Aktualisierungen der Tourenplanung müssen bei Neu- oder Wiederaufnahmen, Bewohnerauszügen und Leistungsänderungen vorgenommen werden. Bei geringfügigen zeitlichen Verschiebungen an einem Tag ist keine Aktualisierung notwendig. Ergeben sich diese Zeitverschiebungen über eine Woche und mehr, sollte eine Anpassung erfolgen. Bei notwendigen Anpassungen ist auch immer zu prüfen, ob die Abnahme der Selbstständigkeit des Bewohners einen höheren Pflegeaufwand erfordert und ggf. die Einstufung in den Pflegegrad überprüft werden müssen.

Wichtig ist, dass sich die Management- und Mitarbeiterebene gemeinsam auf den Weg machen müssen, um die stationäre Tourenplanung in der Einrichtung einzuführen. Es ist grundsätzlich möglich, in jeder stationären Pflegeeinrichtung eine Tourenplanung einzuführen. Der Aufwand und die Mühen lohnen sich auf jeden Fall. Erfolgt die Dienstplanung nettobasiert, ist die stationäre Tourenplanung eine wichtige Rahmenbedingung, denn nur durch eine transparente zeitliche Planung lassen sich real benötigte Arbeitsaufwände darstellen. Die stationäre Tourenplanung kann Bewohnerinteressen, Interessen der Mitarbeitenden und wirtschaftliche Ziele der Einrichtung in Einklang bringen.

Wichtig **Informationen zum Mitarbeitendenbedarf**

Folgende Informationen sind notwendig, um den notwendigen Bedarf an Mitarbeitenden ermitteln zu können:

- Welche Leistungen müssen im Rahmen der direkten Pflege und der Mitarbeit bei ärztlicher Diagnostik und Therapie, im Rahmen der sozialen Betreuung, der indirekten pflegerischen Aufgaben, der Unterkunft und Verpflegung, sowie anderer Leistungsbereiche erbracht?
- Zu welchen Zeiten sollen oder müssen die Leistungen erbracht werden?
- Welche Mitarbeiterqualifikation ist für die Erbringung der einzelnen Leistungen notwendig?

Aus den individuellen Bewohner-Leistungsprofilen ergibt sich der direkte, tageszeitbezogene Leistungsbedarf. Um diesen Leistungsbedarf herum werden die indirekten (aber trotzdem notwendigen) Tätigkeiten, die in der Regel verschoben werden können, verteilt. Das Ergebnis kann dann auch in den stationären Pflegeeinrichtungen ein Einsatzplan sein, der vergleichbar ist mit der Tourenplanung in der ambulanten Pflege. Der Vorteil ist: Entsprechend den Forderungen der Kostenträger wird der konkrete Bedarf transparent und die Leistungserbringung kann nachvollzogen werden. Damit werden die Leistungserbringer in der stationären Pflege ein Stück glaubwürdiger.[48] ▸ Abb. 16 zeigt einen Vordruck zur Einsatzplanung aus dem stationären Bereich, der so oder in abgewandelter Form auch in anderen Einrichtungen eingesetzt werden kann.

Neben den direkten Leistungen für die Bewohner sind in der Tourenplan weitere Leistungen zu berücksichtigen, z. B. um auf die Klingelrufe der Bewohner, Telefon und sonstige nichtvorhersehbare kurze Interventionen reagieren zu können, damit die pflegenden Mitarbeitenden nicht immer ihre Arbeit unterbrechen müssen. Diese »Ansprechphasen« werden möglichst gleichmäßig auf die Mitarbeitenden verteilt und in den Tourenplan eingearbeitet.

Welche Tätigkeiten können/müssen von wem erledigt werden? Wenn das Telefon z. B. ein großer Störfaktor und Zeitfresser ist, sollte möglicherweise konkret überlegt werden, welchem Mitarbeitenden die Aufgabe des Telefondienstes übertragen werden soll/kann. Hier könnte möglicherweise auch ein Organisationsdienst als Schnittstelle eingerichtet werden.[49] Dieser Mitarbeitende muss nicht zwingend eine Pflegefachfrau/-mann oder Pflegeassistent sein.

---

[48] Vgl. Wagener W, Kamm J (2004): Den Bedarf bestimmen, den Einsatz planen. Altenheim, Vincentz, Hannover, S. 14–17

[49] Vgl. Schöbel 2009

Personaleinsatzplanung				
Datum: 15. Februar Mitarbeiterin: Frau Musterfrau			Arbeitsbeginn: 08:00 Uhr Arbeitsende: 13:00 Uhr	
Beginn ca. Uhrzeit	**geplante Tätigkeit**	**Bewohner**	**Dauer**	**Abweichung in Min.**
8:15	Unterstützung bei der Körperpflege und beim Ankleiden	Fr. Müller	40	
9:00	Baden	Fr. Bischoff	45	
9:45	Verbandwechsel	Fr. Stahl	20	
11:15	Zeitungsrunde	div. Bewohner	30	
12:15	Unterstützung bei der Nahrungsaufnahme	Fr. Müller	30	
	indirekte Leistungen und nicht planbare Tätigkeiten	**Bewohner**	**Dauer in Min.**	**Abweichung in Min.**
8:00	Informationsbeschaffung anhand der Bewohnerdokumentation und ggf. Rückfragen		15	
10:15	Bewohnerbezogene Visite	Fr. Napiontek	45	
	Evaluation Maßnahmenplan Ergänzung Info-Sammlung	Fr. Napiontek	15	
	Dokumentation	div. Bewohner	15	
	Nicht planbare Tätigkeiten	div. Bewohner	45	
	Pause		0	
Ende der Arbeitszeit: 13:00 Uhr Anwesenheitszeit (Arbeitszeit + Pause): Gesamte Arbeitszeit: 300 Min. 100 % geplante Zeit: 250 Min. 83 % ungeplante Zeit: 50 Min. 17 %				

Abb. 16: Vordruck Personaleinsatzplanung (stationär).

5.3 Organisationsstandard Einsatzplanung

Standard Einsatzplanung

Qualifikation
Fachperson (Kenntnisse im Bereich Einsatz- und Dienstplanung für Mitarbeitende)

Geltungsbereich
Gesamte Einrichtung

Ziele
- Die Tourenplanung basiert auf realistischen Zeitwerten und berücksichtigt die von den Kunden gewünschten Zeiten für die Leistungserbringung.
- Die Tourenplanung berücksichtigt auch Zeiten für notwendige indirekte Leistungen.
- Die Tourenplanung ermöglicht Kontinuität in der Beziehung zwischen den Kunden und dem professionell Pflegenden.
- Die Tourenplanung ermöglicht den Mitarbeitendenteams Mitsprache bei der Tourenplanung und der Zuordnung von Pflegekunden/Bewohnern zu der Tour.

Grundsätze
- Für die zu erbringenden Leistungen/Leistungsstunden (direkte und indirekte Tätigkeiten) stehen auch die notwendigen Stunden der Mitarbeitenden zur Verfügung (Netto-Stunden, d. h. eine Pflegestunde benötigt auch eine Mitarbeiterstunde!).
- Zeitvorgaben werden ermittelt und regelmäßig überprüft.
- Personaleinsatzplanung ist die Grundlage für eine wirtschaftliche Betriebsführung.
- Es können nur maximal 85 Prozent der Netto-Stunden der Mitarbeitenden in der Pflege verplant werden, zwischen den einzelnen Tätigkeiten sind Pufferzeiten vorzusehen.
- Einsatzplanung benötigt Organisationszeit.

Material und mitgeltende Unterlagen
- PC mit entsprechender Software (Spezialsoftware oder ggf. auch mit Excel möglich).
- Vordrucke (wenn papiergestützte Einsatzplanung) oder ggf. Stecktafel.

Vorbereitung
- Die zu Verfügung stehenden Stunden der Mitarbeitenden (Anwesenheitszeit) werden ermittelt.
- Der notwendige Leistungsbedarf der Bewohner (Netto-Pflege-Stunden) wird ermittelt.

- Die notwendigen Zeiten für indirekte Leistungen im Zusammenhang mit den Kernprozessen (Wertschöpfungsprozesse) der Leistungserbringung (z. B. in der Pflege: Übergaben, Steuerung Pflegeprozess, Maßnahmenplanung, Dokumentation, Visiten, Gespräche mit Ärzten und An-/Zugehörigen, Anleitung von Auszubildenden usw.) werden ermittelt.
- Es wird ermittelt, wann die Bewohner einen entsprechenden Unterstützungsbedarf haben bzw. Leistungen wünschen.

Durchführung

- Die Leitungsperson (PDL, WBL) delegiert die Leistungserbringung an die Mitarbeitenden unter Berücksichtigung von Qualifikation, Berufserfahrung, wirtschaftlichen Aspekten, konzeptionellen Erfordernissen, ggf. Wünschen der Bewohner und Mitarbeitenden.
- Die pflegerische Bezugsperson plant die Leistungen/Maßnahmen auf der mit dem Bewohner/Patienten besprochen und vereinbarten Basis und den Mitarbeitenden im Team.
- Es wird jeweils die Zeit und geplante Dauer der Leistungserbringung festgelegt.
- Die Pausenzeiten der Mitarbeitenden werden im Rahmen der Einsatzplanung berücksichtigt.
- Zeitvorgaben beziehen sich immer auf die komplette Leistungserbringung (incl. Vor- und Nacharbeiten).
- Telefondienst/Bereitschaft/Schwesternruf wird in der Planung berücksichtigt und von einem Mitarbeitenden übernommen, der zu dieser Zeit nicht in der direkten Pflege arbeitet bzw. Leistungen erbringt, bei denen er nicht gestört werden darf.
- Bei Ausfällen von Mitarbeitenden werden die Tourenpläne angepasst bzw. der Vertretungsdienst übernimmt die Tour.
- Reduziert sich der Bedarf an Mitarbeitenden (geplante Leistungen sind nicht erforderlich, weil z. B. der Bewohner ins Krankenhaus eingeliefert wurde), werden Tourenpläne angepasst und ggf. zusätzliche andere Tätigkeiten delegiert.
- Mitarbeitende erhalten spätestens zum Dienstbeginn »ihren« Einsatzplan und arbeiten diesen eigenverantwortlich entsprechend der delegierten Aufgaben ab.
- Abweichungen von den Vorgaben werden von den Mitarbeitenden dokumentiert. Sind Zeitabweichungen so erheblich, dass die nachfolgenden Leistungserbringungen betroffen sind, verständigt der Mitarbeitende die verantwortliche Schichtleitung/Ansprechperson, die dann das weitere Vorgehen festlegt.
- Die Tourenpläne werden regelmäßig evaluiert.

Nachbereitung

- Die Einsatzplanung wird ausgewertet und dient auch als Entscheidungsgrundlage/-hilfe bei strukturellen Veränderungsprozessen, bei der Überprüfung der Wirtschaftlichkeit, als Leistungsnachweis (ggf. zur Vorbereitung von Entgeltverhandlungen) usw.
- Die Einsatzplanung wird fortlaufend aktualisiert.
- Die Einsatzplanung wird 5 Jahre archiviert.

Beurteilungskriterien

- Die zur Verfügung stehenden Stunden der Mitarbeitenden (Anwesenheitszeit), der notwendige Leistungsbedarf der Bewohner/Patienten (Netto-Pflege-Stunden), die notwendigen Zeiten für indirekte Leistungen im Zusammenhang mit den Kernprozessen (Wertschöpfungsprozesse) der Leistungserbringung und die Zeiten, wann die Bewohner einen entsprechenden Unterstützungsbedarf haben bzw. Leistungen wünschen, wurden ermittelt.
- Es liegt eine schriftliche Einsatzplanung vor.
- Die Einsatzplanung wurde ausgewertet und fortlaufend aktualisiert.

6 Urlaubsplanung

Alle Mitarbeitenden haben Anspruch auf Urlaub. Urlaub ist die bezahlte Freistellung von der Arbeitsleistung. Es gibt unterschiedliche Urlaubsarten: z. B. Erholungs-, Erziehungs-, Bildungs- und Sonderurlaub. Hierzu gibt es eine Vielzahl rechtlicher und tariflicher Regelungen. Der Erholungsurlaub soll der Erholung dienen und ist keineswegs dazu gedacht, in dieser Zeit einer dem Urlaubszweck widersprechenden Erwerbstätigkeit nachzugehen. Mitarbeitende müssen den Urlaub immer nehmen und können sich den Anspruch nicht in Geld auszahlen lassen. Ausnahme: Bei Kündigung des Arbeitsverhältnisses, wenn der Urlaub tatsächlich nicht mehr genommen werden kann.

Der Arbeitgeber muss die Mitarbeitenden rechtzeitig vor Ablauf des Urlaubsjahres auf evtl. noch nicht verplante/genommene Urlaubstage hinweisen und auffordern, diese in Anspruch zu nehmen. Ansonsten verfällt der Urlaubsanspruch. Wenn wegen längerer Krankheit der Urlaub nicht genommen werden konnte, bedeutet das aber nicht, dass der Urlaub abgeschrieben werden muss.

Tipp

Die Urlaubsplanung in der Einrichtung sollte nach einheitlichen Grundsätzen erfolgen. Klare Zuständigkeiten sind für alle Beteiligten wichtig.

Da es in den Einrichtungen immer wieder zu erheblichen Problemen mit der Urlaubsplanung und -gewährung kommt, insbesondere das Problem der Resturlaube hat gravierende Folgen, wird empfohlen, im Rahmen der Urlaubsplanung den Gesamturlaub der Mitarbeitenden zu verplanen. Bei späteren Änderungswünschen kann der Urlaubsplan ggf. noch einmal geändert werden, falls es die betrieblichen Belange zulassen. Die Urlaubstage sollen möglichst gleichmäßig auf das ganze Jahr aufgeteilt werden; optimal ist es, wenn an jedem Tag die gleiche Anzahl Mitarbeitender Urlaub hat. Resturlaube führen oft zum Jahresende hin zu einer Vielzahl von Urlaubstagen im Dienstplan, die den Versorgungsauftrag gefährden. Die Bewohner erhalten dann häufig nicht die kompletten zugesagten Leistungen. Die Ursache hierfür ist der Organisationsmangel der Einrichtung.

Ein Problem in der Praxis bereitet teilweise die Aufgabe, die Urlaubsansprüche für die einzelnen Mitarbeitenden zu errechnen. Grundsätzlich geht der TVöD von einer 5-Arbeitstage-Woche aus (bei vollbeschäftigten Mitarbeitenden). Auf dieser Basis sind auch die Urlaubsansprüche festgelegt. Arbeiten Mitarbeitende durchschnittlich mehr als 5 Arbeitstage pro Woche (z. B. 5,5-Arbeitstage-Woche oder 6-Arbeitstage-Woche) erhöht sich der Urlaubsanspruch. Arbeiten Mitarbeitende regelmäßig weniger als fünf Arbeitstage in der Woche, z. B. Mitarbeitende arbeiten 7 Tage und haben dann immer eine Woche frei (Beurteilungszeitraum sind 2 Wochen = durchschnittlich 3,5 Tage pro Woche), reduziert sich der Urlaubsanspruch entsprechend.

6.1 Urlaubsansprüche

Der gesetzliche Mindesturlaub von 20 Tagen in der 5-Arbeitstage-Woche wurde ab 2021 um 6 Tage erhöht. Bestehen für Mitarbeitende grundsätzlich aufgrund eines Tarif- oder Arbeitsvertrages 26 oder mehr Tage Urlaubsanspruch, erhöht sich der Anspruch nicht. Der Mehrurlaub kann (wie jeder andere gesetzliche Urlaub) von der Übertragbarkeit auf Folgejahre oder Vererblichkeit ausgeschlossen werden.

Berechnungsformel zur Ermittlung der konkreten Urlaubsansprüche
(Anzahl der tatsächlichen, regelmäßigen Wochenarbeitstage) – 5 x 52 x Urlaubsanspruch im Rahmen der 5-Arbeitstage-Woche (z. B. 30 Tage) geteilt durch 260.

Dem Ergebnis muss der Urlaubsanspruch entsprechend der 5-Arbeitstage-Woche hinzugezählt werden.

Tab. 14: Urlaubsanspruch nach TVöD

Regelmäßig 5 Arbeitstage pro Woche	Regelmäßig 5,5 Arbeitstage pro Woche	Regelmäßig 6 Arbeitstage pro Woche
30 Urlaubstage/Jahr	33 Urlaubstage/Jahr	36 Urlaubstage/Jahr

Beispiel **Berechnungen**

Mitarbeitende arbeiten durchschnittlich 5,5 Arbeitstage pro Woche
Formel: 5,5 − 5 = 0,5 × 52 = 26 × 30 = 780 ÷ 260 = 3.
(3 + 30 = 33 Urlaubstage)

Mitarbeitende arbeiten durchschnittlich 3,5 Arbeitstage pro Woche
Formel: 3,5 − 5 = −1,5 × 52 = −78 × 30 = −2.340 ÷ 260 = −9.
(−9 + 30 = 21 Urlaubstage)

Bitte die negativen Zahlenwerte beachten!

Den so ermittelten Urlaubsansprüchen sind ggf. noch weitere Ansprüche (Nachtstunden-Zusatzurlaub, Zusatzurlaub für Schwerbehinderte usw.) hinzuzurechnen. Das bedeutet: Für eine Woche Urlaub müssen Mitarbeitende, die durchschnittlich 5 Tage pro Woche arbeiten, fünf Urlaubstage einbringen. Würde der komplette Urlaub an einem Stück genommen, ergäbe das einen Zeitraum von insgesamt 6 Wochen. Für die Tage, die ohnehin frei sind (z. B. Wochenende, freier Tag in der Woche, Wochenfeiertage), müssen keine Urlaubstage eingesetzt werden. Jeder Arbeitstag, an dem die Mitarbeitenden Urlaub haben möchten, bedeutet eine bezahlte Abwesenheit von der Arbeitspflicht.

6.2 Mindesturlaub in der Pflege

Die Pflegekommission hat für die Mitarbeitenden in der Pflege neue Mindesturlaubstage festgelegt. Demnach erhalten Mitarbeitende folgende Mindesturlaubstage[50]:

Tab. 15: Mindesturlaub in der Pflege

Jahr	5-Arbeitstagewoche	6-Arbeitstagewoche
2020	25	30
2021	26	31,2
2022	26	31,2

[50] 4. Verordnung über zwingende Arbeitsbedingungen in der Pflegebranche

6.3 Zusatzurlaub

6.3.1 Bildungsurlaub

Mitarbeitende haben, je nach Bundesland, unterschiedliche Rechtsansprüche auf zusätzlichen Bildungsurlaub. Keinen Anspruch auf Bildungsurlaub haben Mitarbeitende in Sachsen und Bayern. Bildungsurlaub ist von den Mitarbeitenden jeweils schriftlich und frühzeitig (spätestens ca. 6 Wochen vorher) für eine konkrete Fortbildung eines anerkannten Bildungsträgers zu beantragen. Die folgende Tabelle (▶ Tab. 16) gibt eine Übersicht über die Ansprüche in den einzelnen Bundesländern.

Tab. 16: Bildungsurlaub in den Bundesländern*

Bundesland	Gesetz	Voraussetzungen
Baden-Württemberg	Bildungszeitgesetz Baden-Württemberg	Wartezeit: 12 Monate/5 Tage im Kalenderjahr; nicht genommener Bildungsurlaub verfällt
Berlin	Berliner Bildungsurlaubsgesetz	Wartezeit: 6 Monate/10 Tage in 2 Kalenderjahren; Arbeitnehmer unter 25 Jahre 10 Tage pro Kalenderjahr; nicht genommener Bildungsurlaub verfällt/Teilzeitbeschäftigte haben nur im Rahmen ihres Beschäftigungsanteils Anspruch auf Bildungsurlaub
Brandenburg	Brandenburgisches Weiterbildungsgesetz	Wartezeit: 6 Monate/10 Tage in 2 Kalenderjahren; nicht genommener Bildungsurlaub verfällt/ Teilzeitbeschäftigte haben nur im Rahmen ihres Beschäftigungsanteils Anspruch auf Bildungsurlaub
Bremen	Bremisches Bildungsurlaubsgesetz	Wartezeit: 6 Monate/10 Tage in 2 Kalenderjahren; nicht genommener Bildungsurlaub verfällt/ Teilzeitbeschäftigte haben nur im Rahmen ihres Beschäftigungsanteils Anspruch auf Bildungsurlaub
Hamburg	Hamburgisches Bildungsurlaubsgesetz	Wartezeit: 6 Monate/10 Tage in 2 Kalenderjahren; Übertragung auf das nächste Kalenderjahr möglich/Teilzeitbeschäftigte haben nur im Rahmen ihres Beschäftigungsanteils Anspruch auf Bildungsurlaub
Hessen	Hessisches Gesetz zum Anspruch auf Bildungsurlaub	Wartezeit: 6 Monate/5 Tage im Kalenderjahr; nicht genommener Bildungsurlaub verfällt/Teilzeitbeschäftigte haben nur im Rahmen ihres Beschäftigungsanteils Anspruch auf Bildungsurlaub

Bundesland	Gesetz	Voraussetzungen
Mecklenburg-Vorpommern	Bildungsfreistellungsgesetz Mecklenburg-Vorpommern	Wartezeit: 6 Monate/5 Tage im Kalenderjahr; nicht genommener Bildungsurlaub verfällt/Teilzeitbeschäftigte haben nur im Rahmen ihres Beschäftigungsanteils Anspruch auf Bildungsurlaub
Niedersachsen	Bildungsfreistellungsgesetz Niedersachsen	Wartezeit: 6 Monate/5 Tage im Kalenderjahr; Übertragung auf das nächste Kalenderjahr möglich/Teilzeitbeschäftigte haben nur im Rahmen ihres Beschäftigungsanteils Anspruch auf Bildungsurlaub
Nordrhein-Westfalen	Arbeitnehmerweiterbildungsgesetz NRW	Wartezeit: 6 Monate/5 Tage im Kalenderjahr; Übertragung auf das nächste Kalenderjahr möglich/Teilzeitbeschäftigte haben nur im Rahmen ihres Beschäftigungsanteils Anspruch auf Bildungsurlaub
Rheinland-Pfalz	Bildungsfreistellungsgesetz Rheinland-Pfalz	Wartezeit: 6 Monate/10 Tage in 2 Kalenderjahren; nicht genommener Bildungsurlaub verfällt. Ausnahme: Erkrankung des Mitarbeiters/Teilzeitbeschäftigte haben nur im Rahmen ihres Beschäftigungsanteils Anspruch auf Bildungsurlaub
Saarland	Bildungsfreistellungsgesetz Saarland	Wartezeit: 12 Monate/3 Tage im Kalenderjahr, bei Rückkehrern aus der Elternzeit und Mitarbeitern, die einen Schulabschluss nachholen, 5 Tage im Kalenderjahr; nicht genommener Bildungsurlaub kann ins folgende Kalenderjahr übertragen werden
Sachsen-Anhalt	Bildungsfreistellungsgesetz Sachsen-Anhalt	Wartezeit: 6 Monate/5 Tage im Kalenderjahr; Übertragung auf das nächste Kalenderjahr möglich/Teilzeitbeschäftigte haben nur im Rahmen ihres Beschäftigungsanteils Anspruch auf Bildungsurlaub
Schleswig-Holstein	Bildungsfreistellungs- & Qualifizierungsgesetz Schleswig-Holstein	Wartezeit: 6 Monate/5 Tage im Kalenderjahr; Übertragung auf das nächste Kalenderjahr möglich/Teilzeitbeschäftigte haben nur im Rahmen ihres Beschäftigungsanteils Anspruch auf Bildungsurlaub
Thüringen	Bildungsfreistellungsgesetz Thüringen	Wartezeit: 6 Monate/5 Tage im Kalenderjahr; Übertragung auf das nächste Kalenderjahr möglich/Teilzeitbeschäftigte haben nur im Rahmen ihres Beschäftigungsanteils Anspruch auf Bildungsurlaub

* Vgl. https://www.bildungsurlaub.de/infos_informationen-und-gesetze-nach-bundeslaendern_18.html

6.4 Organisationsstandard Urlaubsplanung

Standard Urlaubsplanung

Qualifikation
Fachperson (Kenntnisse im Bereich Einsatz- und Dienstplanung für Mitarbeitende)

Geltungsbereich
Gesamte Einrichtung

Ziele
- Die Urlaubsplanung erfolgt einvernehmlich mit allen Beteiligten.
- Ein geordneter und sicherer Betriebsablauf ist trotz Urlaub gewährleistet (möglichst gleichmäßige Verteilung der Urlaubstage auf das Urlaubsjahr).
- Alle haben frühzeitig Planungssicherheit für ihren Urlaub.

Grundsätze
- Urlaub ist die bezahlte Abwesenheit von der Arbeit zur Regeneration der im Arbeitsleben verbrauchten Kräfte.
- Der Mindesturlaubsanspruch ist im Bundesurlaubsgesetz (BUrlG) geregelt. Weitere Regelungen enthalten z. B. das Jugendarbeitsschutzgesetz (JArbSchG), das Schwerbehindertengesetz (SchwbG), die Tarifverträge oder einzelvertragliche Regelungen. Grundsätzlich haben die gesetzlichen Regelungen Vorrang. Da die gesetzlichen Regelungen aber nur Mindestnormen setzen, die zwar über-, jedoch nicht unterschritten werden können, ist in der Regel von den jeweiligen Tarifverträgen oder Arbeitgeberrichtlinien/einzelvertraglichen Regelungen auszugehen.
- Der Arbeitgeber setzt auf Antrag der Mitarbeitenden den Erholungsurlaub zeitlich fest. Dabei sind die Urlaubswünsche der Mitarbeitenden zu berücksichtigen. Es sei denn, dass dringende dienstliche Belange oder Urlaubswünsche anderer Mitarbeitender, die unter sozialen Gesichtspunkten den Vorrang verdienen, diesen entgegenstehen.
- Das Urlaubsjahr ist das Kalenderjahr. Der Urlaub ist spätestens bis zum Ende des Urlaubsjahres zu nehmen.
- Der Urlaub ist grundsätzlich zusammenhängend zu gewähren. Er kann auf Wunsch des Mitarbeiters in mehreren Teilen genommen werden, dabei muss jedoch ein Urlaubsteil so bemessen sein, dass Mitarbeitende für zwei volle Wochen von der Arbeit befreit sind.

Material und mitgeltende Unterlagen
- Liste der Urlaubsansprüche der Mitarbeitenden für das Urlaubsjahr.
- Vordruck »Urlaubsplaner«.

Vorbereitung

- Die Urlaubsansprüche für das kommende Urlaubsjahr werden für alle Mitarbeitenden von der Personalverwaltung vor dem 1. November des laufenden Jahres ermittelt und den Mitarbeitenden bekannt gegeben.
- Die Mitarbeitenden werden bis zum 1. November des Jahres aufgefordert, ihre Urlaubswünsche für das nächste Urlaubsjahr bis zum 15. November des Jahres bei der mit der Dienst-/Urlaubsplanung beauftragten Leitungsperson einzureichen. Dabei sind alle Urlaubstage zu verplanen.
- Das grundsätzliche Planungsverfahren und Grundsätze werden mit der Mitarbeitervertretung/Betriebsrat vereinbart und ebenfalls bis zum 1. November des Jahres für das Folgejahr den Mitarbeitenden bekannt gegeben (z. B. bereichsübergreifende Aspekte, Funktionsträger, die nicht gleichzeitig Urlaub nehmen können, wie viele Mitarbeitende dürfen gleichzeitig Urlaub nehmen usw.).

Durchführung

- Die Urlaubswünsche der Mitarbeitenden werden untereinander abgestimmt und bis zum 15. November an die mit der Planung beauftragte Leitungsperson weitergeleitet.
- Die Wünsche der Mitarbeitenden werden bis zum 25. November geprüft.
- Werden nicht akzeptable Überschneidungen, Nichtbeachtung der Grundsätze oder nicht verplante Urlaubsansprüche bei der Prüfung festgestellt, ändern die betreffenden Mitarbeitenden innerhalb einer Frist von einer Woche ihre Planung. Kommt keine Einigung mit den betroffenen Mitarbeitenden zustande, legt der Arbeitgeber im Einvernehmen mit der Mitarbeitervertretung/dem Betriebsrat den Urlaub bis zum 10. Dezember fest.
- Die Urlaubsplanung wird bis zum 15. Dezember abschließend bearbeitet, von der verantwortlichen Leitung (z. B. Einrichtungs-, Pflegedienst-, Hauswirtschaftsleitung, Leitung Personalabteilung) verbindlich genehmigt und den Mitarbeitenden bekannt gegeben. Damit entsteht für den mitgeteilten Zeitraum ein verbindlicher Anspruch auf Urlaub für die Mitarbeitenden.

Nachbereitung

Ist im Verlauf des Jahres eine Änderung der Urlaubsplanung notwendig, ist diese einvernehmlich zwischen Mitarbeitenden und Arbeitgeber möglich, sofern die gültigen Grundsätze beachtet werden. Urlaubspläne sind mindestens 5 Jahre zu archivieren (siehe Regelung Dienstplan).

Beurteilungskriterien

- Die Urlaubsansprüche der Mitarbeitenden für das Urlaubsjahr sind verplant und gleichmäßig auf das Jahr verteilt.
- Mitarbeitende äußern ein hohes Maß an Zufriedenheit mit der Urlaubsplanung.
- Ein geordneter und sicherer Betriebsablauf ist trotz Urlaub gewährleistet.

6.5 Häufig gestellte Fragen

Ist der Urlaub grundsätzlich zusammenhängend zu gewähren?

Der Urlaub ist grundsätzlich zusammenhängend zu gewähren, da der Urlaub der Erholung dienen soll. Eine Gewährung des Urlaubs in kleinsten Raten wäre keine ordnungsgemäße Erfüllung des Urlaubsanspruchs. Ausnahmen sind nur möglich, wenn dringende betriebliche oder in der Person des Mitarbeitenden liegende Gründe das erfordern. Grundsätzlich sollte zumindest ein Urlaubsteil insgesamt zwei oder drei Wochen umfassen. Das BurlG sagt, dass bei einer Teilung des Urlaubsanspruchs einer der Teile mindestens 12 Werktage (nicht Arbeitstage) umfassen muss.

Wann verfallen Urlaubsansprüche?

Grundsätzlich verfallen alle Urlaubsansprüche des laufenden Jahres (Tarifverträge, Betriebsvereinbarungen und ggf. auch arbeitsvertragliche Regelungen können andere Regelung vorsehen) am 31.12., sofern die Mitarbeitenden im abgelaufenen Jahr ihren Urlaub hätten nehmen können. Bedingung ist jedoch, dass der Arbeitgeber die Mitarbeitenden rechtzeitig (so, dass Mitarbeitende den Urlaub noch beantragen und nehmen können) auf den drohenden Verfall der Resturlaubstage hinweist (Bundesarbeitsgericht, Urteil vom 19.02.2019, AZ.: 9 AZR 541/15).

Bis zum 31.03. verfallen dann übertragene Urlaubsansprüche des vergangenen Jahres, die bis zu diesem Zeitpunkt nicht genommen wurden. Eine Ausnahme gibt es nur, wenn Mitarbeitende aufgrund von Krankheit durchgehend gehindert waren, den Urlaub zu nehmen. In diesem Fall bleiben die Ansprüche bis zur Genesung, längstens jedoch bis zum 31.03. des darauffolgenden Jahres bestehen.

Gibt es eine längere Urlaubsübertragung wegen Corona?

Es gibt keine Sonderregelungen! Auch unter Pandemiebedingungen muss der Urlaub grundsätzlich im Jahr des Entstehens genommen werden. Eine Übertragung ins Folgejahr ist möglich, wenn der Urlaub aus betrieblichen oder privaten Gründen nicht genommen werden konnte. Arbeitgeber sind gut beraten, hier mit den Mitarbeitenden kulante Regelungen zu treffen.

Haben Erben eines verstorbenen Mitarbeitenden Anspruch auf finanzielle Abgeltung eines ggf. vorhandenen Resturlaubs?

Der Europäische Gerichtshof (EuGH) hat entschieden, dass der Urlaubsanspruch nicht mit dem Tod der Mitarbeitenden erlischt. Die Erben des verstorbenen Mitarbeitenden können gegen über dem öffentlichen und privaten Arbeitgeber die finanzielle Abgeltung des vom verstorbenen Mitarbeitenden nicht in Anspruch genommenen Jahresurlaub verlangen (EuGH, Urteil vom 06. 11. 2018, Az. C – 569/16).

Mein Arbeitgeber verlangt, dass wir im Urlaub abrufbereit sind. Ist das zulässig?

Nein. Urlaub dient ausschließlich der Erholung der Mitarbeitenden. Eine Abrufbereitschaft kann daher nicht verlangt werden.

Was ist, wenn während meines Urlaubs die Pflegeeinrichtung (z. B. Tagespflege) wegen Kurzarbeit geschlossen wird?

Der Urlaub wird durch die Kurzarbeit nicht berührt. Bis zum Ende des Urlaubs muss der Arbeitgeber ganz normal die Urlaubsvergütung zahlen und danach erhält der Mitarbeitende Kurzarbeitergeld.

In welchen Fällen darf der Arbeitgeber den Urlaubsanspruch kürzen?

Tab. 17: Kürzung des Urlaubsanspruchs

Abwesenheitsgrund	Kürzung möglich?
Freistellungsphase bei Altersteilzeit	Ja, gilt als Altersteilzeit null (LAG Düsseldorf, Urteil vom 13.07.2018, Az. 6 Sa 272/18)
Elternzeit	Ja (§ 17 Bundeselterngeld- u. Elternzeitgesetz; EuGH, Urteil vom 04.10.2018, Rechtssache C-12/17)
Erwerbsminderungsrente (befristet)	Nein (BAG, Urteil vom 07.08.2012, Az. 9 AZR 353/10)
Krankheit	Nein (BAG, Urteil vom 07.08.2012, Az. 9 AZR 353/10)
Kurzarbeit null	Ja, sofern kein Tarifvertrag entgegensteht; gilt als Teilzeit null (EuGH, Urteil vom 08.11.2012, Rechtssache C-229/11)
Mutterschutz	Nein (§ 24 Mutterschutzgesetz)
Pflegezeit	Ja (§ 4 Abs. 4 Pflegezeitgesetz)

Darf der Arbeitgeber bei »Arbeitsmangel« Urlaub anordnen?

Urlaub dient der Erholung und nicht zur Kompensation für kurzfristigen Arbeitsmangel, deshalb ein klares Nein. Einer Urlaubsgenehmigung geht in der Regel auch ein Urlaubswunsch voraus, der in diesem Fall nicht vorliegt.

Kann der Urlaub zu Minusstunden bei Mitarbeitenden führen, z. B. bei teilzeitbeschäftigten Mitarbeitenden?

Nein! Es dürfen nur die Tage als Urlaubstage gerechnet werden, an denen normalerweise auch gearbeitet wird, und zwar mit der entsprechenden Stundenzahl. Natürlich muss die Anzahl der Urlaubstage (Urlaubsanspruch) auf den Beschäftigungsumfang und die regelmäßige Arbeitstagezahl pro Woche heruntergerechnet werden.

Beispiel **Urlaubsanspruch bei Teilzeit – die Berechnung**

Eine Mitarbeitende arbeitet regelmäßig in einem 14-tägigen festen Arbeitsrhythmus in der 1. Woche am Dienstag und Donnerstag jeweils 4 Stunden und am Samstag 8 Stunden, in der 2. Woche am Montag 4 Stunden und am Mittwoch und Freitag jeweils 6 Stunden. Sie beantragt einen 14 Tage umfassenden Urlaub und muss dafür 6 Urlaubstage einbringen, die mit 32 Stunden als Arbeitszeit bewertet werden. Sie arbeitet also regelmäßig in einer 3-Arbeitstagewoche und hat insgesamt einen Urlaubsanspruch im Kalenderjahr von 18 Tagen (Basis: 30 Urlaubstage bei einer 5-Arbeitstagewoche).

Was ist, wenn der Mitarbeitende schon den Urlaub gebucht hat, aber plötzlich einspringen soll?

Grundsätzlich kann ein bereits genehmigter Urlaub nicht so einfach widerrufen werden. Nur sehr dringende betriebliche Gründe können einen Widerruf rechtfertigen. So darf ein Urlaub nur dann widerrufen werden, wenn der Betrieb sonst in wirtschaftlich existenzbedrohende Schwierigkeiten geraten würde. Lediglich organisatorische Probleme reichen dazu nicht aus. Eine verfehlte Personalplanung ist kein Grund für einen Urlaubswiderruf. Sollte ein Urlaubsabbruch oder Widerruf in Einzelfällen statthaft sein, muss der Arbeitgeber dem Mitarbeitenden die durch den Abbruch oder Stornierung entstandenen Kosten erstatten.

Können Mitarbeitende darauf bestehen, dass ein bewilligter Urlaub verschoben wird?

Natürlich können sich Arbeitgeber und Mitarbeitende darauf einigen und die schon bewilligten Urlaubstage zurücknehmen. Den Mitarbeitenden hier entgegen zu kommen, fördert sicher das Betriebsklima und die Motivation der Mitarbeitenden, schließlich erwartet der Arbeitgeber ja auch Flexibilität von den Mitarbeitenden. Ein Rechtsanspruch haben Mitarbeitende hierauf jedoch nicht, denn es ist durch die Urlaubsbewilligung so etwas wie ein Vertrag zwischen Arbeitnehmer und den Mitarbeitenden entstanden, den beide Seiten einzuhalten haben.

Kann der Arbeitgeber auch kurzfristig einen bereits genehmigten Urlaub wegen CoViD-19 wieder verweigern?

Grundsätzlich nein. Lediglich in eng begrenzten Ausnahmefällen kann der Arbeitgeber den Urlaub einseitig verlegen. Eine Ausnahme kann die CoViD-19-Pandemie sein, wenn dadurch so viele Mitarbeitende ausfallen, dass der Betrieb ohne den Widerruf der Urlaubsgenehmigung nicht mehr aufrechtzuerhalten ist.

Kann der Arbeitgeber wegen CoViD-19 einzelnen Mitarbeitenden Urlaub oder Überstundenabbau anordnen?

Urlaub kann vom Arbeitgeber nicht einseitig angeordnet werden, da der im Bundesurlaubsgesetz verankerte Erholungszweck in diesem Fall nicht gewahrt werden würde. Außerdem hat der Arbeitgeber die Urlaubswünsche der Mitarbeitenden bei der Urlaubsgewährung einzubeziehen. Es gibt keinen Zwangsurlaub. Überstundenfrei kann dagegen vom Arbeitgeber einseitig angeordnet werden.

7 Wenn nichts mehr geht: die Überlastungsanzeige

Was tun, wenn man sich permanent am Arbeitsplatz überlastet fühlt, in der vorgegebenen Arbeitszeit die Arbeit quantitativ und qualitativ nicht mehr leisten kann und/oder glaubt, die Verantwortung für die übertragenen Aufgaben nicht mehr übernehmen zu können? Nicht selten arbeiten Mitarbeitende dann über die vorgegebene Arbeitszeit hinaus, häufig in ihrer Freizeit, da vom Arbeitgeber keine Überstunden angeordnet sind. Sollte der Überlastungszustand häufiger auftreten und länger andauern, ist es notwendig und sinnvoll, den Arbeitgeber schriftlich darüber zu informieren. Eine Überlastungsanzeige zu schreiben kann dann vernünftig und verantwortungsvoll sein.

Info

Die Überlastungsanzeige ist kein formaler juristischer, sondern ein technischer Begriff. Zu beachten sind aber die §§ 15 und 16 des Arbeitsschutzgesetzes. Danach sind (Pflege)Mitarbeitende verpflichtet, so gut wie möglich für ihre eigene Gesundheit und die der anderen Mitarbeitenden und der Bewohner/Patienten zu sorgen.

Sie müssen darauf achten, sich und andere nicht in Gefahr zu bringen, z. B. wenn durch Zeitdruck schwerwiegende Fehler entstehen könnten. Es geht nicht darum, die Vorgesetzten oder den Arbeitgeber anzuschwärzen, sondern auf drohende Schäden und Fehler hinzuweisen, eine Verbesserung der Situation zu erreichen und weitgehend aus der Verantwortung zu sein, soweit überlastungsbedingt Fehler unterlaufen. Es ist kein Geheimnis: In der Pflegebranche herrscht Fachpersonenmangel, personelle Unterbesetzung und Kostendruck. Das führt nicht selten zur psychischen und physischen Überforderung der Pflegepersonen. Häufige Indizien für personelle Unterbesetzung können sein:

- keine Zeit für die Anwendung pflegeerleichternder Hilfsmittel,
- nächtliches Duschen der Bewohner/Patienten,
- Überstunden,
- große Zahl krankheitsbedingter Fehlzeiten.

Auch im arbeits(schutz)rechtlichen und im sozialrechtlichen Bereich ist die Überlastungsanzeige von Bedeutung, denn nach § 618 BGB, §§ 3 und 4 Arbeitsschutzgesetz (ArbSchG) sind Arbeitgeber verpflichtet, mit einer geeigneten Organisation für die Sicherheit und Gesundheit (physisch und psychisch) der Mitarbeitenden bei der Arbeit zu sorgen. Dem Arbeitgeber dient die Überlastungsanzeige insbesondere dazu, Gesundheitsgefährdungen der Mitarbeitenden und der Bewohner/Patienten zu verhindern und als Träger zu gewährleisten, dass die mit den Sozialleistungsträgern und/oder Bewohnern/Patienten vertraglich vereinbarten Leistungen auch tatsächlich erbracht werden. Nur wenn der Arbeitgeber Kenntnis von einer Überlastungssituation hat, kann er die erforderlichen Maßnahmen einleiten!

7.1 Gibt es eine Pflicht zur Anzeige der Überlastungssituation?

Führungspersonen reagieren manchmal allergisch, wenn sie das Wort **Überlastungsanzeige** auch nur hören. Sie sehen häufig Mitarbeitende, die eine Beendigung der andauernden Überlastungssituation zur Sprache bringen, als Querulanten an. Es wird gar mit Abmahnung und Kündigung wegen Schlechtleistung gedroht.

Mitarbeitende sollten sich dennoch nicht abhalten lassen, eine Überlastung anzuzeigen. Denn: Hierzu sind sie nicht nur berechtigt, sondern sogar verpflichtet (Remonstrationspflicht)! Das ergibt sich aus der Treuepflicht der Mitarbeitenden gegenüber dem Arbeitgeber, §§ 241, 242 Abs. 2 BGB i. V. m. § 611 BGB, und aus § 15 Abs. 1 ArbSchG.

Remonstration bedeutet: unverzügliche Geltendmachung von Bedenken gegen die Rechtmäßigkeit einer Weisung gegenüber dem unmittelbaren Vorgesetzten bzw. demjenigen, der eine Weisung erteilt hat, wenn diese die Menschenwürde verletzt oder eine Straftat oder Ordnungswidrigkeit darstellt. Hier müssen Mitarbeitende die Leistung verweigern, da sie sonst ein Übernahmeverschulden trifft und sie gegebenenfalls zivilrechtlich und strafrechtlich zur Verantwortung gezogen werden können. Ein Übernahmeverschulden trifft Mitarbeitende auch, wenn sie trotz fehlender Kenntnisse, Übermüdung und/oder Überlastung Aufgaben übernehmen (§ 15 ArbSchG). Danach sind Mitarbeitende verpflichtet, nach ihren Möglichkeiten für ihre eigene Sicherheit und Gesundheit bei der Arbeit Sorge zu tragen und auch für die Sicherheit und Gesundheit der Personen, die von ihren Handlungen und Unterlassungen bei der Arbeit betroffen sind.

Drohende Schäden können dem Träger dadurch entstehen, dass er sich aufgrund von Organisationsmängeln – worunter auch personelle Unterbesetzung und dauerhafte Anordnung von Überstunden fallen – Schadenersatz- und Schmerzensgeldansprüchen seitens der Bewohner/Patienten ausgesetzt sieht (z. B. Rückforderungsansprüche wegen Schlechtleistung, Kündigung des Versorgungsvertrages usw.). Auch im eigenen Interesse sollte die Scheu vor einer Überlastungsanzeige überwunden werden, damit Mitarbeitende nicht mit Schadenersatz- oder Schmerzensgeldforderungen gemäß §§ 823 ff. BGB in Anspruch genommen werden können (z. B. wegen Körperverletzung).

Mitarbeitende sind auch bei bestehender und angezeigter Überforderungssituation verpflichtet, weiterhin bestmöglich ihrer Arbeit nachzugehen. Im Falle einer Kündigung durch den Arbeitgeber wegen Schlechtleistung, kann eine rechtzeitig mitgeteilte Überlastungsanzeige im Kündigungsschutzprozess dazu beitragen, dass die Kündigung für unwirksam erklärt wird. Auch bei überforderungsbedingter Eigenkündigung kann die Überlastungsanzeige dazu führen, dass eine Sperrfrist hinsichtlich des Arbeitslosengeldes vermieden wird (Landessozialgericht Hessen, Urteil vom 18. 06. 2009 – L 9 AL 129/08).

Überlastungsanzeigen werden in der Praxis nur selten geschrieben, weil
- »sich dadurch sowie nichts ändert«,
- aus Angst, als Versager angesehen zu werden,
- aus Furcht vor Repressalien durch die Vorgesetzten,
- weil Belastungen sehr individuell empfunden werden,
- weil keine Einigkeit unter Pflegenden besteht (was leider häufig anzutreffen ist!).

Tipp

Schreiben Sie trotzdem Überlastungsanzeigen...
- um den Arbeitgeber immer wieder auf die Situation hinzuweisen,
- und ermuntern sie die Kollegen, seien sie sich als Team einig,
- formulieren sie klar und eindeutig und
- beziehen Sie den Betriebsrat/die Mitarbeitervertretung mit ein.

7.2 Muster einer Überlastungsanzeige[51]

»Station/Wohnbereich XY *Datum*
An die Leitung des Pflegedienstes (PDL)/Heimleitung
nachrichtlich an: Betriebsrat/MAV, ggf. ärztliche Leitung

Betrifft: Arbeitssituation/unzureichende Anzahl von Mitarbeitenden im Bereich der Station/Einrichtung

Sehr geehrte(r) ....,
wir weisen Sie darauf hin, dass wir uns aufgrund eines Mangels an Mitarbeitenden (nicht ausreichend qualifizierter Pflegepersonen) nicht mehr in der Lage sehen, alle notwendigen Aufgaben ordnungsgemäß auszuführen.

Zurzeit sind bei uns ... Mitarbeitende dienstplanmäßig einsetzbar (z. B.: von 15 Pflegepersonen sind zwei langfristig erkrankt, eine Person ist im Mutterschutz, zwei Personen im Urlaub). Um eine ordnungsgemäße Pflege durchführen zu können, benötigen wir jedoch mindestens .... Mitarbeitende.

Möglichkeiten der Abhilfe durch Dienstplanänderungen und die Anordnung von Überstunden sind bereits ausgeschöpft.

Wir können die Verantwortung für möglicherweise auftretende Pflegefehler und Mängel in der Patienten-/Bewohnerversorgung nicht länger tragen und fordern Sie höflich auf, Maßnahmen zur Sicherstellung einer bedarfsgerechten Ausstattung mit Mitarbeitenden zu ergreifen. Sollte es Ihnen nicht möglich sein, dies zeitnah zu verwirklichen, bitten wir Sie, uns umgehend mitzuteilen, welche der unten aufgeführten Aufgaben bei der derzeitigen Besetzung unter allen Umständen erledigt werden sollen bzw. welche nachrangige Priorität besitzen und unter diesen Voraussetzungen unerledigt bleiben können. Dies könnten z. B. folgende Aufgaben sein:

- *berufsfremde Tätigkeiten wie ...*
  - *Einschränkungen pflegerischer Maßnahmen wie ...*
  - *Reduzierung therapeutischer Maßnahmen wie ...*
  - *Ausbildungsaufgaben wie ...*
  - *Verwaltungsarbeiten wie ...*
  - *Bettensperrung/Aufnahmestopp*
  - *Verlegung von Patienten/Bewohnern in andere Einrichtungen.*

[51] Bachstein E (2010): Sinn und Zweck von Überlastungsanzeigen in der Pflege; ergänzt durch DBfK Bundesvorstand, September 2010

Wir betonen ausdrücklich, dass wir auch weiterhin alle uns zur Verfügung stehenden Möglichkeiten ausschöpfen werden, um eine Gefährdung der Patienten/Bewohner zu vermeiden. Abschließend weisen wir diesbezüglich noch in aller Form auf Ihre Organisationspflicht hin. Für ein Gespräch stehen wir jederzeit zur Verfügung«. Bitte bestätigen Sie den Eingang der Überlastungsanzeige.

Mit freundlichen Grüßen

Datum und Unterschrift (en)

7.3 Auch Vorgesetzte können durch fehlende Rahmenbedingungen überlastet sein.

Nur ein Beispiel: Eine Wohnbereichs-/Stationsleitung ist dafür verantwortlich, durch eine entsprechende Einteilung der Mitarbeitenden die Betreuung und Pflege der Bewohner/Patienten sicherzustellen. Dafür müssen ihr vom Träger die notwendigen Mitarbeitenden zur Verfügung gestellt werden. Die Wohnbereichs-/Stationsleitung kann in der Regel einen Mangel an Mitarbeitenden durch Einstellung nicht beseitigen. Trotzdem bleibt die Verantwortung zur Versorgung der Bewohner/Patienten zunächst bestehen.

In einem **Entlastungsschreiben** sollte die Wohnbereichs-/Stationsleitung mit entsprechenden Zahlen, Daten und Fakten dem Träger schriftlich mitteilen, dass trotz aller Bemühungen, mit den vorhandenen Mitarbeitenden die (gefahrlose) Versorgung der Bewohner/Patienten nicht sichergestellt werden kann.

Der Träger schuldet dem Bewohner/Patienten eine ausreichende Versorgung. Dafür muss er genügend Mitarbeitende zur Verfügung stellen. Das ist seine **Organisationspflicht**! Handelt er also auf die schriftliche Einlassung der Wohnbereichs-/Stationsleitung nicht und kommt es zu einem Zwischenfall mit einem »Schaden«, haftet der Träger selbst aus **Organisationsverschulden**. Die Wohnbereichs-/Stationsleitung hat sich in diesem Fall durch ihre schriftliche Einlassung von ihrer Verantwortung entlastet.

7.4 Was beinhaltet eine Überlastungsanzeige?

Alle Fakten müssen objektiv und detailliert aufgeführt werden:

- **Zeitraum** (Datum/Schicht), auf den sich der jeweils konkret geschilderte Sachverhalt bezieht.
- **Situation der Mitarbeitenden:** Wie viele Mitarbeitende standen in der jeweiligen Schicht zur Verfügung?
- Welche **Qualifikationen** waren vorhanden? Welche Mitarbeitende mussten eingearbeitet werden?
- **Bewohner-/Patientenstruktur:** Pflegegrade, Pflegeaufwand (bettlägerig, rollstuhlabhängig, Inkontinenz/Toilettengänge, Wundversorgung, Essen reichen, demente Bewohner die einer besonderen Betreuung bedürfen, usw.)
- **Pflegerische Defizite:** Welche Defizite sind zu verzeichnen? Welche pflegerischen Tätigkeiten konnten nicht oder nur teilweise durchgeführt werden?
- **Weitere Auswirkungen:** hoher Krankenstand (Aufzählung der Fehltage in einem bestimmten Zeitraum), Anzahl der von den einzelnen Mitarbeitenden geleisteten und nicht in Freizeit abgegoltenen Überstunden, Aufzählung der vorgesehenen Pausen, die nicht oder nicht ungestört genommen werden konnten.
- **Personalbedarf:** Wie viele Mitarbeitende wären notwendig für eine ordnungsgemäße Aufgabenerfüllung?
- **Aufforderung, den Mangel abzustellen.**
  Bitte um Mitteilung, welche Leistungen bis zur Mangelbeseitigung vorrangig zu erbringen sind bzw. welche Leistungen nicht zu erbringen sind.
- **Aufzählung evtl. Maßnahmen**, die bis auf weiteres nicht oder nicht im üblichen Umfang durchgeführt werden.
- **Hinweis** darauf, dass im Rahmen der vertretbaren Möglichkeiten weiterhin die bestmöglichen Leistungen erbracht werden, die Gewährleistung fehlerfreien Handelns jedoch nicht mehr gegeben/garantiert ist.
- Mitteilung, wann und wie (schriftlich, mündlich) dem unmittelbaren Vorgesetzten die Überlastung bereits erfolglos angezeigt worden ist.
- Bitte, die Anzeige zur Personalakte zu nehmen.

Wichtig **Wenn der Arbeitgeber nicht reagiert**

Reagiert der Arbeitgeber auf die Überlastungsanzeige nicht oder nur unzureichend, sollten die Mitarbeitenden anwaltlichen Rat einholen. Es kann dann unter anderem abgestimmt werden, ob es sinnvoll erscheint, sich an die nach dem Arbeitsschutzgesetz zuständige Behörde – Amt für Arbeitsschutz oder Gewerbeaufsichtsamt – zu wenden und ggf. die Heimaufsicht einzuschalten.

Literatur

Bachstein E (2010): Sinn und Zweck von Überlastungsanzeigen in der Pflege; ergänzt durch DBfK Bundesvorstand September 2010

BARMER (2020): Pflegereport 2020. https://magazin.barmer.de/barmer-pflegereport-2020/

DBfK (2012): Tausche wichtigen gegen guten Arbeitsplatz. https://www.dbfk.de/de/themen/Rahmenbedingungen.php

Ganz W (2018): Strategisches Dienstplanmanagement. 2. Aufl. Vincentz, Hannover.

Gruber H, Kittelmann M, Mierdel B (2013): Leitfaden für die Gefährdungsbeurteilung. Verlag Technik & Information, Bochum.

Joiko K, Schmauder W, Wolff G (2010): Psychische Belastung und Beanspruchung im Berufsleben: Erkennen – Gestalten. 5. Aufl. Dortmund.

Kämmer K, Link J (2019): Management in der ambulanten Pflege. Schlütersche, Hannover.

Länderausschuss f. Arbeitsschutz und Sicherheitstechnik (2020): Bußgeldkataloge zum Arbeitszeit-, zum Jugendarbeitsschutz- und zum Mutterschutzrecht. LV 60 2. überarbeitete Aufl. https://lasi-info.com/publikationen/lasi-veroeffentlichungen?tx_ikanoslasipublications_publications%5Baction%5D=show&tx_ikanoslasipublications_publications%5Bcontroller%5D=Publication&tx_ikanoslasipublications_publications%5Bpublication%5D=24&cHash=ea39a3cba66a52ca06767001dccdf5fe

Larsen C (2021): Unterrichtsskript DS Datenschutz. christoph.larsen@ds-larsen.de

Müller H (2009): Arbeits- und Beschäftigungsfähigkeit von Pflegemitarbeitern fördern. In: QM in der Altenpflege erfolgreich umsetzen. WEKA Media, Augsburg.

Müller H (2009): Damit die Pflege nicht bald alt aussieht: Fördern Sie die Gesundheit der älteren Mitarbeiter. Der Heimleiter Report, Nr. 3 März 2009, WEKA Media, Augsburg.

Müller H (2017): Kundenorientierte Dienstplanung. QM in der Altenpflege. WEKA Media, Augsburg.

Müller H (2020): Arbeitsorganisation in der Altenpflege. 6. Aufl. Schlütersche, Hannover.

Richter P, Debitz U, Schulze, F (2010): Diagnostik von Arbeitsanforderungen und kumulativen Beanspruchungsfolgen am Beispiel eines Call Centers. GRIN, München.

Rimbach-Schurig, M. (2021): Wie krank wird man vom Schichtdienst? QM-Praxis in der Pflege, März/April 2021, S. 22–24.

Rudnicka J (2021): Bezahlte und unbezahlte Überstunden der Arbeitnehmer in Deutschland bis 2020. https://de.statista.com/statistik/daten/studie/76945/umfrage/ueberstunden-der-arbeitnehmer-in-deutschland-seit-2000/

Schöbel S (2009): Der 10-Stunden-Arbeitstag in der Altenpflege. Schlütersche, Hannover.

Wagener W, Kamm J (2004): Den Bedarf bestimmen, den Einsatz planen. Altenheim.

Weber, M (2017): Die Ruhepause im Arbeitsrecht. Pflegezeitschrift 2017, Jg. 70, Heft 2/3, S. 25

Wipp M (2016): Die dritte Dimension. Dossier 07 Dienstplanung, Vincentz, Hannover.

Wipp M, Sausen P (2016): Dienstplanung ist Chefsache! https://www.michael-wipp.de/download/dienstplanung-ist-chefsache/

Wipp, M Sausen P (2018): Regelkreis der Einsatzplanung. Vincentz, Hannover.

Register